Atlas of Pediatric Cardiac CTA
Congenital Heart Disease

儿童心脏 CTA 图谱
先天性心脏病

原　著　［美］Randy Ray Richardson

主　译　梁穗新

主　审　曾洪武

译　者　（按姓氏笔画排序）

王元祥　王鹏程　刘怀普　李秀红

吴文智　张维敏　范丽萍　周晓东

黄骏荣

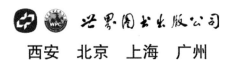
世界图书出版公司

西安　北京　上海　广州

图书在版编目（CIP）数据

儿童心脏 CTA 图谱：先天性心脏病 /（美）兰迪·雷·理查森（Randy Ray Richardson）主编；梁穗新主译 . —西安：世界图书出版西安有限公司，2021.1
书名原文：Atlas of Pediatric Cardiac CTA Congenital Heart Disease
ISBN 978-7-5192-8163-2

Ⅰ . ①儿…　Ⅱ . ①兰…　②梁…　Ⅲ . ①儿科疾病—先天性心脏病—影像诊断 Ⅳ . ① R541.104

中国版本图书馆 CIP 数据核字（2020）第 249893 号

书　　名	**儿童心脏 CTA 图谱 先天性心脏病**	
	ErTong XinZang CTA TuPu　XianTianXing XinZangBing	
原　　著	〔美〕Randy Ray Richardson	
主　　译	梁穗新	
责任编辑	马可为	
装帧设计	新纪元文化传播	
出版发行	**世界图书出版西安有限公司**	
地　　址	西安市高新区锦业路 1 号都市之门 C 座	
邮　　编	710065	
电　　话	029-87214941　029-87233647（市场营销部）	
	029-87234767（总编室）	
网　　址	http://www.wpcxa.com	
邮　　箱	xast@wpcxa.com	
经　　销	新华书店	
印　　刷	西安雁展印务有限公司	
开　　本	787mm×1092mm　　1/16	
印　　张	8	
字　　数	80 千字	
版　　次	2021 年 1 月第 1 版	
印　　次	2021 年 1 月第 1 次印刷	
版权登记	25-2020-200	
国际书号	ISBN 978-7-5192-8163-2	
定　　价	108.00 元	

医学投稿　xastyx@163.com　‖　029-87279745　029-87284035
☆如有印装错误，请寄回本公司更换☆

我想把这本书献给我的侄子 Mark Wright。Mark 出生时患有左心发育不良综合征。他在医院住了几个月的时间，在充满爱心的医生和有关医务人员的帮助下，他安全度过了一次次的手术，从而使他的心血管系统产生了全新的生理学变化。对 Mark 来说幸运的是，他很好地经受住了这些手术，并且长成了一个活泼的 4 岁男孩。任何不知道他的经历的人都很难想到他曾经有过严重的心脏问题。作为一名影像科医生，我很少对我想象中患者的生活产生感情上的介入。Mark 让我理解到患儿及其家人在严重先天性心脏病治疗过程中所经历的无尽情感煎熬和压力。Mark 还让我看到了护士和医生的奉献精神，他们不计回报地付出他们的时间和专业知识。我感谢 Mark、他的家人，以及所有参与照顾他的人，他们教会了我如此重要的一课。

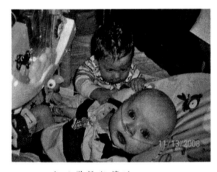 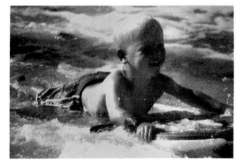

Glenn 术后带氧气管的 Mark Wright 和他的表兄 Riggs（后）　　第三次重大心脏直视手术后的 Mark Wright 在海滩上

原著作者
Contributors

Ernerio T. Alboliras, MD　Children's Heart Center, Phoenix Children's Hospital, Phoenix, AZ, USA

Todd Chapman, MD　Radiology Residency Program, St. Joseph's Hospital and Medical Center, Phoenix, AZ, USA

Cam Chau, MD　Radiology Residency Program, St. Joseph's Hospital and Medical Center, Phoenix, AZ, USA

Andrew Duarte, MD　Radiology Residency Program, St. Joseph's Hospital and Medical Center, Phoenix, AZ, USA

Nhi Huynh, MD　Radiology Residency Program, St. Joseph's Hospital and Medical Center, Phoenix, AZ, USA

Taruna Ralhan, MD　Radiology Residency Program, St. Joseph's Hospital and Medical Center, Phoenix, AZ, USA

Randy Ray Richardson, MD　Department of Radiology, St. Joseph's Hospital and Medical Center, Creighton University School of Medicine, Phoenix, AZ, USA

Travis Scharnweber, MD　Radiology Residency Program, St. Joseph's Hospital and Medical Center, Phoenix, AZ, USA

《儿童心脏 CTA 图谱 先天性心脏病》由美国 Randy Ray Richardson 医生主编，梁穗新主任医师主译。该书共有 11 章，重点介绍了儿童心脏 CTA 与成人的差别、重要扫描技术及成像参数。以心房、心室、血流、大血管、冠状动脉、肺和气管异常等进行分类阐述，附以系列经典图谱和解释，分类科学、条理性强。该书既可作为案头翻阅类工具书，又可作为专科医生系统性学习的专著。本书的另一亮点是，最后一章精要讲解了先天性心脏病术后分流及手术的基本术语，每一术式均有典型病例，这对临床医生学习掌握相关技术要领非常有帮助。

梁穗新主任医师在广东省人民医院从事儿童先天性心脏病诊治工作近 20 年，2018 年作为人才被引进到深圳市儿童医院心脏外科。梁穗新主任精心翻译，句句斟酌，亲力亲为，忠于原著，兼顾中西文化差异，做到准确流畅、文字简练。翻译过程中他严谨治学、精益求精的工作态度让我受益良多。

相信本书的出版将会填补国内此类图书的空白，成为先天性心脏病临床及研究工作的宝贵参考资料，并成为儿科影像医生和儿童心脏外科医生的良师益友。

曾洪武　儿科影像科主任医师
于深圳市儿童医院

　　《儿童心脏 CTA 图谱　先天性心脏病》是婴幼儿先天性心脏病影像学的简明可视化指南。本书结构清晰、系统叙述，结合临床实例，聚焦于儿童心脏 CTA（CT 血管造影）显像，重点介绍了前瞻性和回顾性门控成像、降低辐射的技术、自适应统计迭代重建和调制技术。还讨论了心脏 CT 信息的后处理，从而为临床医生提供最大化的信息量。本书最后部分还介绍了系统性心脏 CTA 评估的搜索模式，这对于临床医生评估婴儿及新生儿的心脏 CTA 很有帮助。由于儿科患者通常表现为多发、复杂的解剖异常，因此本书基于心血管系统主要结构进行细分，包含大量的影像学实例，其中包括位置异常、常见的肺和气道异常，以及心房、心室、血流、大血管及冠状动脉的异常。《儿童心脏 CTA 图谱　先天性心脏病》对于影像科医生、心脏科医生及其他从事儿童先天性心脏病的临床工作人员而言都是宝贵的学习资源。

　　在过去几年的每周会议和个人讨论中，以下人员对这些案例的细节及理解做出了贡献：Ernerio Alboliras，MD；Steve Pophal，MD；John Nigro，MD；David Cleveland，MD；Karim Diab，MD；Ed Rhee，MD；Lourdes Guerrero，MD；David Frakes，PhD；Fariha Ejaz；Olga Kalinkin MD；Robert Puntel，MD；Christopher Derby，MD；Shabib Alhadheri，MD；Jeane Zenge，MD；Lawrence Lilien MD。

Randy Ray Richardson　医学博士
于美国亚利桑那州凤凰城

目　录
Contents

1

心脏 CTA 相对于其他成像方式的优势

Randy Ray Richardson   Ernerio T. Alboliras

在过去的几十年里，先天性心脏病的成像技术已经发生了巨大变化。以往，人们依托 X 线平片及心血管造影做出明确的术前诊断；然而，随着几种强有力的横断面成像模式的使用，上述方法已不再是标准。虽然 X 线平片现在依然常用，但它们更多的是作为一种筛选工具，而超声心动图成为首选的成像方式。超声心动图通常不需要镇静，患者也不会暴露于电离辐射。超声心动图可提供详细、实时的心内结构及功能评估，但它在评价心外结构时可能受到限制。同样，心脏磁共振（MRI）不会使患者暴露在电离辐射下，为心脏功能评估提供了最好的工具。心脏 CT 血管造影（CTA）是另一种可用于先天性心脏病患者心脏结构及功能评估的横断面成像方法。虽然心脏 CTA 确实存在电离辐射，但采用新技术能将患者的辐射剂量降至最低，并保持在安全参数范围内，且可以利用 CT 的优势。心脏 CTA 的优点包括：

1. 在所有三种横断面成像方式中，心脏 CTA 具有最高的空间分辨率。

1）在婴儿中，CTA 提供了观察冠状动脉、主 – 肺动脉侧支和肺动脉的最佳成像。这些血管的直径可小至 1~2mm。

2）高空间分辨率的图像为三维重建的解剖细节提供了最佳的后处理，这对复杂先天性心脏病患者往往很重要，掌握解剖关系有助于为这些患者提供术前

R. R. Richardson, MD (✉)
Department of Radiology,
St. Joseph's Hospital and Medical Center,
Creighton University School of Medicine,
West Thomas Rd 350, 85013 Phoenix, AZ, USA
e-mail: randy.richardson2@chw.edu,
randy.richardson2@dignityhealth.org

E. T. Alboliras, MD
Children's Heart Center,
Phoenix Children's Hospital,
Phoenix, AZ, USA

R.R. Richardson, *Atlas of Pediatric Cardiac CTA*,
DOI 10.1007/978-1-4614-0088-2_1, © Springer Science+Business Media New York 2013

规划。

3）CTA 可对心室进行最精确的容积分析，从而有助于确定心室发育不良患者进行双心室修复的可行性。

2. 它是评价婴儿冠状动脉异常的一种选择。

1）明确与先天性心脏病有关的冠状动脉异常，这对术前计划很重要。即使婴儿的心率非常快，心脏 CT 扫描也能可靠地显示冠状动脉。

2）虽然其他的横断面成像模式通常可以确定冠状动脉的起源，但心脏 CTA 为冠状动脉的走行和末端提供了更可靠的评估。

3. 提供最佳的气道评估。气道异常可引起先天性心脏病术后的严重并发症。

1）先天性气道异常在先天性心脏病患者中很常见。

2）由血管畸形、血管扩张（肺动脉、未闭的动脉导管、主动脉）和心脏肥大引起的气道压迫很常见。

3）先天性心脏病患者常有支气管软化症。

4. 心脏 CT 需要的麻醉时间较短，典型的扫描仅需要几秒钟。麻醉时间短，对复杂的先天性心脏病患者来说是一个优势，因为在重症监护病房外，对这类患者长时间的麻醉管理非常困难。一个典型的心脏 CTA 需要 4~5s 的扫描时间。需要用麻醉来优化扫描，同时需屏气以停止所有的胸部运动。

2

婴幼儿心脏 CTA 扫描技术

Randy Ray Richardson   Cam Chau

为了充分利用心脏 CTA 的优势，应重点考量辐射暴露，并优化扫描技术。多层螺旋 CT（multidetector CT，MDCT）技术的最新进展使复杂先天性心脏病患儿的心血管成像技术发生了革命性变化。对于先天性心脏病婴儿，心电图门控心脏 CTA 是进行冠状动脉、气道及心外血管结构成像的首选方法。快速扫描时间和对复杂的心脏和冠状动脉解剖结构的高质量评估使 CTA 能够帮助医护人员做好患者管理和治疗计划。目前，对于先天性心脏病婴儿有两种公认的心脏 CTA 扫描技术：回顾性和前瞻性心电图门控扫描。

操作方法

全身麻醉常规应用于 1 岁以下的婴儿以优化扫描结果。所有的检查均使用多层扫描完成。以下是 GE 64 层螺旋 CT 的参数：探测器长度为 4cm；碘化造影剂剂量为 1mL/lb（lb= 磅，1lb ≈ 0.454kg），注射速度为 0.7mL/s；根据体重调整 80kVp（峰值千伏电压）的管电压和管电流，以进行前瞻性扫描，根据体重对管电流的调节因机构而异，范围在 10~40mA/kg[1-2]；机架转速设定为每圈 0.35s，螺旋厚度为 0.6mm，探测器覆盖范围为 40mm。当造影剂充满心室时，技术人员开始扫描。沿头尾方向扫

R. R. Richardson, MD (✉)
Department of Radiology,
St. Joseph's Hospital and Medical Center,
Creighton University School of Medicine,
West Thomas Rd 350, 85013 Phoenix, AZ, USA
e-mail: randy.richardson2@chw.edu,
randy.richardson2@dignityhealth.org

C. Chau, MD
Radiology Residency Program,
St. Joseph's Hospital and Medical Center,
Phoenix, AZ, USA

R.R. Richardson, *Atlas of Pediatric Cardiac CTA*,
DOI 10.1007/978-1-4614-0088-2_2, © Springer Science+Business Media New York 2013

描患者，从锁骨下动脉水平开始，直到膈肌水平结束。麻醉师协助屏气。通常不使用 β 受体阻滞剂来降低先天性心脏病儿童的心率。

回顾性扫描

在回顾性扫描期间，在整个心动周期中打开 X 线束，并在工作台运动期间继续螺旋扫描（图 2.1）。回顾性门控使用短螺距（0.2）获取心脏所有空间位置的衰减测量值（所有体素的 CT 值），并在心动周期的所有阶段（包括整个 R-R 间期）进行扫描。回顾性扫描中的螺距取决于心率。对于心率超过 100/min 的婴儿，螺距通常在 0.2~0.24。回顾性扫描的电流设置为 250~300mA。

前瞻性扫描

绝大多数扫描可以而且应该使用前瞻性心电图触发扫描技术，即使在心率非常快的儿童和婴儿中也是如此。该技术使用了非螺旋步进式轴向扫描过程，其中 X 线束在短时间内开启并随着工作台移动而被关闭，成像窗口约为心动周期的 50%。由于婴儿的心率相对较快，因此可以使用较短的填充时间捕捉高达 50% 的心动周期以评估功能（图 2.2）；当需要进行功能分析时，应使用 175 ms 的填充时间。填充在所需的采集时间之前开始曝光，并维持之后的继续打开，从而增加电流开启的时间以包括更多的心动周期（图 2.3）来进行功能成像。对于前瞻性扫描，我们的管电流调节具有 3 种基于体重的设置。通常情况下，收缩末期是对成人冠状动脉成像的最佳时间，在心动周期的 65%~80% 具有最佳可视化效果。在婴儿中，冠状动脉成像的最佳时间通常在心脏收缩期，即心动周期的 45%~55%。

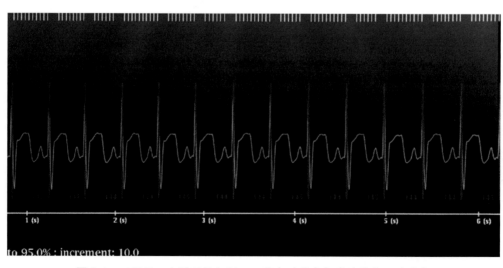

图 2.1 回顾性心电图门控扫描。X 线束（蓝色）穿过整个心动周期

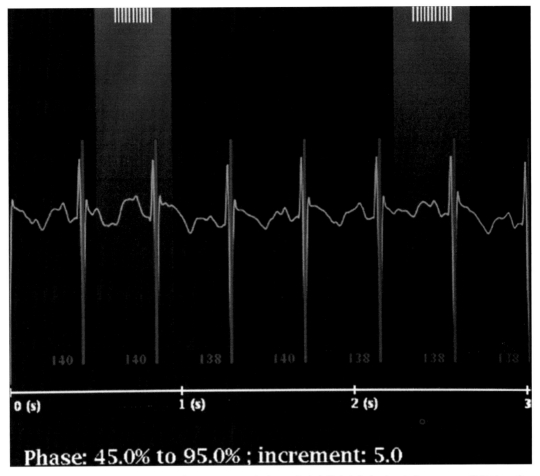

Phase: 45.0% to 95.0% ; increment: 5.0

图2.2　前瞻性心电图门控扫描。在整个心动周期内，X线束(蓝色)未打开。注意 140/min 的快速心率。快速心率是一个优势，因为扫描时间覆盖了足够的心动周期，从而为后处理提供足够的功能信息

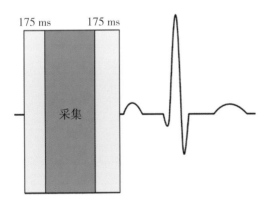

图 2.3　填充。175 ms（黄色）的填充用于延迟采集时间（绿色），以包括更多的心动时相

表 2.1 列举了回顾性扫描与前瞻性扫描各自的特点。

表 2.1　回顾性和前瞻性心电图门控扫描

回顾性	前瞻性
扫描整个心动周期	根据填充时间扫描心动周期的可变部分
X 线全程照射	无须 X 线全程照射
不使用填充	填充可用于覆盖部分心动周期以获取功能信息
高辐射剂量	低辐射剂量

辐射剂量

儿童比成人对电离辐射更敏感；因此，在对儿童进行 CTA 时，必须在图像质量和辐射剂量之间取得平衡。将 ALARA 原理（合理可行的最低辐射标准）应用于婴儿和新生儿至关重要，通过使用低峰值千伏电压（kVp）并根据患者的体重调整毫安（mA）。将已发表的回顾性与前瞻性心电图门控扫描技术进行比较，使用前瞻性心电图门控技术可将辐射剂量降至原来的 1/2~1/4[1-4]。在使用低 kVP 和低 mA/kg 的研究中，前瞻性心电图门控方案的估计辐射剂量小于 1mSv。另一方面，即使采用低剂量技术，回顾性心电图门控扫描仍会产生较高的辐射剂量，估计为 3~10mSv[5-10]。另一种能用来降低患者辐射剂量的技术是自适应统计迭代重建，这是一种具有矩阵代数的独特 CT 重建算法，用于选择性识别图像并从图像中降噪。其结果就是更少的噪声或相同的噪声但辐射更少[8-11]。

CT 数据后处理及分析

在我们的机构中，使用小的心脏视野，所有图像重建的层厚为 0.625mm，层间隔为 0.625mm。肺窗使用 2.5mm 截面进行重建。将获得的所有图像传输到外部工作站，在此使用多平面重建、容积重建和最大密度投影（MIP）对其进行重构。表 2.2 中详细描述了我们机构使用的方案参数。

表 2.2 64 层 GE 扫描仪在婴幼儿心脏 CTA 中的应用

参数	心电图门控扫描技术	
	回顾性	前瞻性
造影	碘化造影剂（碘帕醇，300mg/mL）1mL/lb，注射速度为 0.7 mL/s	碘化造影剂（碘帕醇，300mg/mL）1mL/lb，注射速度为 0.7 mL/s
峰值千伏电压（kVp）	80	80
毫安（mA）	基于体重原则	基于体重原则
R-R 间期	全间期	50%~75%
螺距	0.2~0.24	没有螺距
填充（padding）	无	175 ms
旋转（s）	0.35	0.35
准直（mm）	0.6	0.6
重建层厚（mm）	0.625	0.625
扫描视野	小心脏	小心脏

lb：磅；1lb ≈ 0.454kg

参考文献

[1] Jin KN, Park EA, Shin CI, et al. Retrospective versus prospective ECG-gated dual-source CT in pediatric patients with congenital heart diseases: comparison of image quality and radiation dose. Int J Cardiovasc Imaging, 2010, 26 Suppl 1:63-73.

[2] Hollingsworth CL, Yoshizumi TT, Frush DP, et al. Pediatric cardiacgated CT angiography: assessment of radiation dose. AJR Am J Roentgenol, 2007, 189(1):12-18.

[3] Paul JF, Rohnean A, Elfassy E, et al. Radiation dose for thoracic and coronary stepandshoot CT using a 128-slice dual-source machine in infants and small children with congenital heart disease. Pediatr Radiol, 2011, 41(2):244-249.

[4] Paul JF, Rohnean A, Sigal-Cinqualbre A. Multidetector CT for congenital heart patients: what a paediatric radiologist should know. Pediatr Radiol, 2010, 40(6): 869-875.

[5] Hirai N, Horiguchi J, Fujioka C, et al. Prospective versus retrospective ECG-gated 64 detector coronary CT angiography: assessment of image quality, stenosis, and radiation dose. Radiology, 2008, 248(2):424-430.

[6] Kuettner A, Gehann B, Spolnik J, et al. Strategies for doseoptimized imaging in pediatric cardiac dual source CT. Rofo, 2009, 181(4):339-348.

[7] Huang B, Law MW, Mak HK, et al. Pediatric 64-MDCT coronary angiography with ECGmodulated tube current: radiation dose and cancer risk. AJR Am J Roentgenol, 2009, 193(2):539-544.

[8] Al-Mousily F, Shifrin RY, Fricker FJ, et al. Use of 320-detector computed tomographic angiography for infants and young children with congenital heart disease. Pediatr Cardiol, 2011, 32(4):426-432.

[9] Pages J, Buls N, Osteaux M. CT doses in children: a multicentre study. Br J Radiol, 2003, 76(911): 803-811.

[10] Deak PD, Smal Y, Kalender WA. Multisection CT protocols: sex-and age-speci fi c conversion factors used to determine effective dose from dose-length product. Radiology, 2010, 257(1): 158-166.

[11] Li X, Samei E, Segars WP, et al. Patientspecific radiation dose and cancer risk for pediatric chest CT. Radiology, 2011, 259(3):862-874.

3

心脏 CTA 的高级后处理

Randy Ray Richardson

心脏 CTA 的功能评价

用于心脏 CTA 的商用工作站所包含的软件包可提供容积分析。对于儿童，最好就是前瞻性地获取数据以减少辐射暴露。与具有相同填充量的成人相比，小婴儿的快速心率导致心动周期中数据及位相占有更大比例。左右心室的收缩末期和舒张末期容积很容易获得。获得舒张末期数据的典型时相是心动周期的85%~90%，获得收缩末期数据的典型时相是心动周期的45%~55%。一旦确定了心脏收缩末期和舒张末期的容积，就可以计算出射血分数和每搏输出量，并将其作为报告的一部分提供。舒张末期容积除以体表面积可获得舒张末期容积指数，收缩末期容积除以体表面积可获得收缩末期容积指数（图3.1、图3.2及表3.1）。

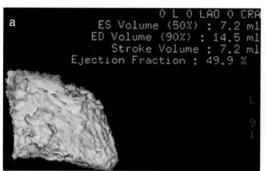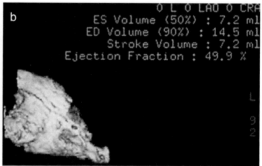

图 3.1 右心室收缩末期（a）和舒张末期（b）容积。数据的评价见表 3.1

R. R. Richardson, MD
Department of Radiology,
St. Joseph's Hospital and Medical Center,
Creighton University School of Medicine,
West Thomas Rd 350, 85013 Phoenix, AZ, USA
e-mail: randy.richardson2@chw.edu,
randy.richardson2@dignityhealth.org

R.R. Richardson, *Atlas of Pediatric Cardiac CTA*,
DOI 10.1007/978-1-4614-0088-2_3, © Springer Science+Business Media New York 2013

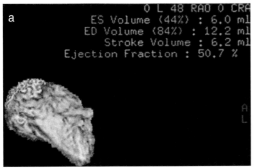
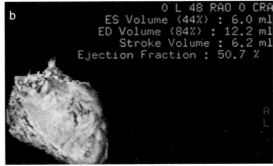

图 3.2 左心室收缩末期（a）和舒张末期（b）容积。数据的评价见表 3.1

表 3.1 功能性心脏 CTA 计算

RV 和 LV 参数	总容积（ML）	体表面积（m^2）	总容积 / 体表面积（容积指数, mL/m^2）	正常容积指数范围（mL/m^2）^{a}	射血分数（%, 括号内为范围）
RV 收缩末期	7.2	0.2	36	19~30	–
RV 舒张末期	14.5	0.2	72.5	62~88	–
RV 每搏输出量	7.2	–	–	无正常范围	–
RV	–	–	–	–	49.9（40~60）
LV 收缩末期	6.0	0.2	30	17~37	–
LV 舒张末期	12.2	0.2	61	50~84	–
LV 每搏输出量	6.2	0.2	31	30~65	–
LV	–	–	–	–	50.7（50~70）

LV：左心室；RV：右心室。^{a}正常值取自 GE 报告卡后处理软件

血流的容积分析

　　肺血管的 CT 后处理可使用市售的三维（3D）工作站进行。借助自动血管选择工具，可以生成肺血管（肺动脉和静脉）。肺动脉循环从近端的肺动脉瓣开始，向远端直至最小的不透明血管。同样，肺静脉循环从左心房口到最小的不透明血管。然后自动检查出是否有任何非血管成分，这些成分会从选择中手动"切除"。一旦肺血管系统完全展现，可手动区分左、右肺循环。每一侧的分离点在右肺动脉主干和左肺动脉主干的起点，然后排除主肺动脉。选择完成后，使用工作站容积量化软件计算肺血管容积。可通过图 3.3 更好地理解该过程。

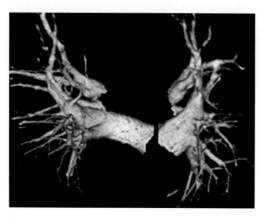

图 3.3 左、右肺动脉和静脉生成，用于血流的容积分析。右肺的流量百分比是 81.006（总右肺容量）除以 135.992（总容量），相当于 60% 血流进入右肺。使用相同的方法计算左肺流量百分比（54.986/135.992），即 40% 流量进入左肺

统计分析

右肺血容量百分比通过将右侧的肺血容量除以左右两侧总的肺血容量得出。左肺血容量百分比可通过相同方法计算。

标准化彩色编码

本书中大多数 3D 图像均为彩色编码。标准化的 3D 彩色编码方案用于帮助交流和解读影像发现。该技术已用于改善对复杂解剖结构的理解。在会议和会诊中使用图像可以使观众快速有效地了解解剖结构，这对于外科医生、心脏病专家、住院医师、护士、医学生及其他医护工作者特别有用。在演示复杂先天性心脏病患者的解剖结构时，3D 图像非常有效。该配色方案来自与动脉和静脉结构相对应的常用颜色，例如红色代表主动脉，蓝色代表肺静脉，如此类推。

目前，我们使用市售的工作站来区分不同的解剖结构。整个过程通常需要花费 20min。一旦解剖结构被节段化，就可根据如图 3.4 至图 3.8 所示的方案将颜色分配给不同的解剖节段。

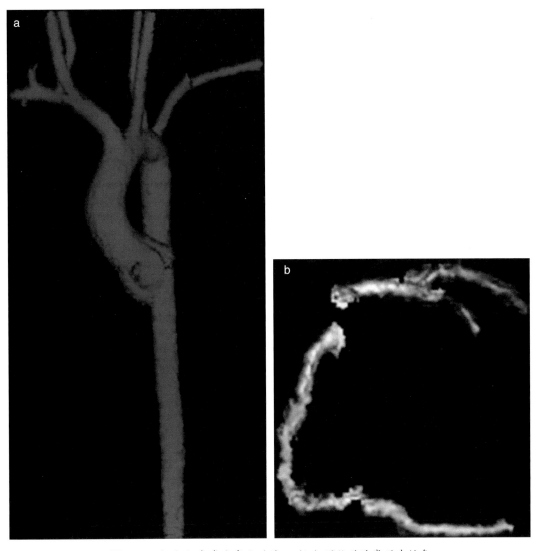

图 3.4　（a）红色常代表主动脉。（b）冠状动脉常用中性色

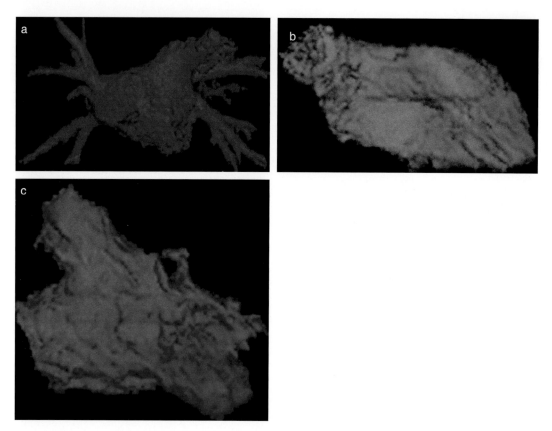

图 3.5 紫红色代表肺静脉（a），肉红色代表左心室（b），蓝紫色代表右心室（c）

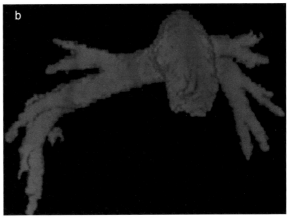

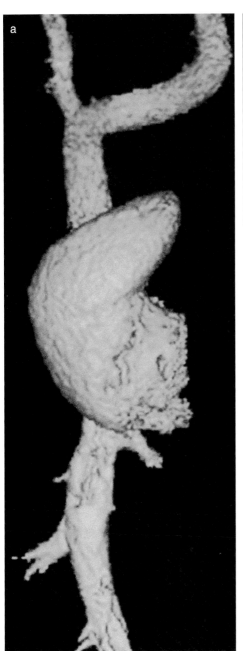

图3.6 （a）右心房和体静脉颜色均为宝石绿色（绿松石色）。（b）肺动脉呈深蓝色

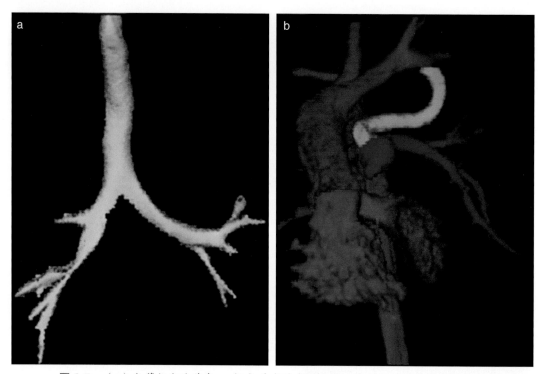

图 3.7 （a）气管标定为黄色。（b）手术造成的分流、未闭的动脉导管均为绿色

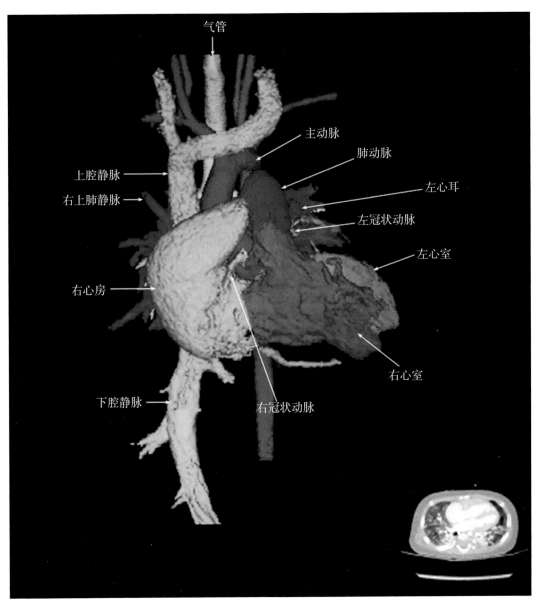

图 3.8 将各个结构组合在一起以创建完整的彩色编码 3D 模型，该模型可发送至图片存档及通信系统，以便医务人员了解患儿的解剖结构

彩色编码的树脂模型

一旦模型的节段化和着色完成，就可利用数据创建解剖结构的 3D 树脂模型。3D 快速成型机可用来建立心脏模型。这些模型是按比例制成，可以在手术室中进行消毒和使用（图 3.9）。

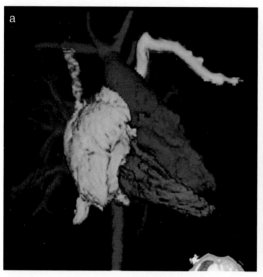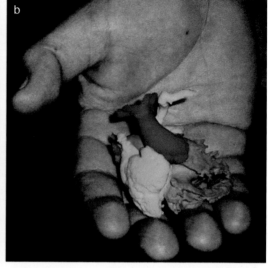

图 3.9 相同解剖结构的正面投影彩色编码 3D 模型（a）和 3D 树脂模型（b）。在不久的将来，这些彩色编码的模型可能会使用合成材料创建以提供逼真的解剖结构缺陷，用以提高培训质量，并与患有复杂先天性心脏病的患者分享复杂的外科和血管造影技术

4

心脏 CTA 检查的系统性评估

Randy Ray Richardson   Ernerio T. Alboliras

先天性心脏病患者行心脏 CT 检查时需要系统性地评估其复杂的解剖结构。我们建议根据以下要点来评估。

1. 体静脉和肺静脉、心房和房室（AV）瓣。首先评估心房、房室瓣及心脏的静脉回流。观察以下结构。

1）右上腔静脉（SVC）和下腔静脉（IVC）。

2）左上腔静脉。确定是单侧的上腔静脉还是双侧的上腔静脉，有无交叉的头臂静脉。另外，明确上腔静脉与心房的连接，检查它是否直接连接到心房，或者是否与冠状窦相连。

3）下腔静脉与心房的连接。具有双侧下腔静脉或跨越脊柱与对侧心房相连的情况较为罕见。

4）肺静脉回流。肺静脉可能异常地将血液回流至体循环，如下腔静脉、上腔静脉或头臂静脉。肺静脉异位引流可以是部分性或完全性的，这取决于是全部还是部分血液进入体循环。它也可能为混合型，需详细检查每条肺静脉的连接。

5）房间隔缺损。缺损的类型包括继发孔型、原发孔型、卵圆孔未闭和静脉窦型缺损。这些可能很难从 CT 检查中发现，需要观察不同阶段的扫描以优化成像。将这些图像与超声心动图检查结合起来有助于诊断。

6）心房和心耳的相对大小和外观。

R. R. Richardson, MD (✉)
Department of Radiology,
St. Joseph's Hospital and Medical Center,
Creighton University School of Medicine,
West Thomas Rd 350, 85013 Phoenix, AZ, USA
e-mail: randy.richardson2@chw.edu,
randy.richardson2@dignityhealth.org

E. T. Alboliras, MD
Children's Heart Center,
Phoenix Children's Hospital,
Phoenix, AZ, USA

R.R. Richardson, *Atlas of Pediatric Cardiac CTA*,
DOI 10.1007/978-1-4614-0088-2_4, © Springer Science+Business Media New York 2013

7）异常房室瓣膜，包括闭锁、狭窄、发育不良（三尖瓣的隔瓣发育不良可见于 Ebstein 畸形）、共同房室瓣和瓣膜增厚。应提供瓣膜大小，并可以发现不易察觉的赘生物。当有一些细微发现时，联合超声心动图检查可能会有所帮助。

2. 心 室

1）区分形态学右心室（RV）与左心室（LV）。右心室通常比左心室有更多的小梁隔表面；呈金字塔形，顶部可见调节束。左心室呈椭圆形，有更光滑的隔面。右心室流出道或漏斗部是肌性组织，通常与三尖瓣之间无纤维连续。

2）寻找室间隔缺损。最常见于室间隔膜周部，也可见于肌部间隔、瓣膜下区或房室间隔缺损患者的间隔后部。

3）如果能获得足够的数据，可评估心室的大小、运动和功能。

4）寻找异常增厚的心肌，这种表现可以是原发性或继发性的异常，并可能导致流出道梗阻。

3. 大血管

1）流出道。它们可能为转位、缩窄、缺失或动脉瘤。

2）主动脉

（a）可能为主动脉不连续（如主动脉弓离断）、狭窄，伴主动脉缩窄或主动脉瓣上狭窄，或主动脉发育不良。

（b）确定主动脉弓是左弓还是右弓，并确定起源于主动脉弓的血管数量和位置。血管环，例如双主动脉弓或伴有迷走左锁骨下动脉的右位主动脉弓，可能会压迫气道导致梗阻。

（c）寻找主－肺动脉侧支。通常沿着降主动脉可见，但也可来自主动脉弓或其他大血管。

（d）测量主动脉瓣环、Valsalva 窦、窦管交界、横主动脉弓和降主动脉的大小和口径。与标准数据（z 评分）进行比较会有所帮助。

3）肺动脉

（a）它们可能是闭锁、发育不良或异位引流。确定肺动脉的起源和走行。一些肺动脉可能起自主动脉、未闭的动脉导管或其他肺动脉（在肺动脉吊带中，左肺动脉起源于右肺动脉，并环绕气管，通常导致气管或支气管狭窄）。

（b）评估主肺动脉和左、右近端和远端肺动脉的大小。

（c）寻找其他与肺动脉相连的血管，如动脉导管。主－肺动脉侧支可与肺动脉相连或直接为肺供血。

4）动脉导管未闭（PDA）

（a）PDA 通常起源于降主动脉或左头臂／锁骨下动脉的底面，但也可罕见地出现其他异位起源，可能是双侧的，一部分起自主动脉，另一部分则起自头臂动脉。

（b）可表现为巨大且弯曲，特别是在复杂先天性心脏病患者中。在动脉导管的起点可能会发现憩室（Kommerell 憩室）。寻找扩大的 PDA 对其他邻近结构（特别是气管和支气管）的影响。

（c）随着年龄增长，当动脉导管关闭后形成动脉导管韧带，此处常发现钙化灶。

4. 冠状动脉

1）评估起源、数量、走行和冠状动

脉的终点。发现冠状动脉异常走行需通知外科医生，特别是如果它穿过流出道时。

2）冠状动脉可能起自肺动脉，例如左冠状动脉异常起源于肺动脉（ALCAPA），这一情况较为罕见。

3）新生儿冠状动脉的口径增加可能表明存在与低压系统连接的瘘口，如右心室或肺动脉。

5. 肺与气道

1）先天性气道异常在先天性心脏病患者中很常见。先天性气道狭窄和双侧左位或双侧右位在无脾或多脾型异位症患者中很常见。

2）需特别寻找右上叶支气管（猪支气管），尤其是对于慢性右上叶塌陷的患者。

3）气管支气管软化症在先天性心脏病患者中十分常见，CT上可见狭窄的马蹄形气道。

4）外源性气道压迫在复杂先天性心脏病患者中非常常见。寻找血管环、肺动脉吊带和其他压迫气道的扩张结构。

6. 内脏位置与心脏位置

1）将患者归类为内脏正位（正常）、内脏反位（反向）或内脏不定位（不确定）。

2）内脏位置通常由肝、胃、脾、右心耳、下腔静脉和心脏位置的偏位（所在侧）所决定。此外，气管支气管的解剖结构及左、右主支气管相对于左、右肺动脉的关系是重要的分辨标志。

3）正常心脏位置为左位心（在左侧胸腔），心尖指向左侧。当心脏位于右侧胸腔时为右位心，在这种情况下，心尖可以指向右侧或左侧。在中位心时，心脏位于中线，心尖指向下方或难以确定方向。

4）如果上述结构为正常位置，则称为内脏正位。如果结构颠倒，则称为内脏反位。如果存在两种位置的组合，称为内脏不定位。

5）内脏不定位的存在可能是无脾和多脾综合征的标志。

7. 先天性心脏病患者的常见外科手术。在处理先天性心脏病时，了解术后分流、手术步骤和手术的基本术语至关重要。

5

心房、房室瓣和静脉的评估

Randy Ray Richardson   *Andrew Duarte*

进行心脏 CT 评估时，首先应评估心房、体循环静脉和肺静脉的引流及房室瓣，检查以下几点。

1. 右心房、左心房或共同心房的解剖。评估是否有心房反转，并确定每个心房的大小（发育不全或扩张）。

2. 心耳。右心耳呈三角形，位于前上；左心耳呈舌状，位于左侧。在一些复杂的心脏缺损中，左、右心耳可能难以识别。检查左、右心耳的异常并置。

3. 上腔静脉（SVC）和下腔静脉（IVC）。正常的上腔静脉进入右侧的形态学右心房，而下腔静脉则从右心房的内、后、下侧进入。肝静脉与下腔静脉相通。左上腔静脉可伴或不伴有连接到右上腔静脉的头臂静脉。重要的是要确定左上腔静脉是流入冠状窦，然后流入右心房，还是直接流入左心房。

4. 肺静脉。通常情况下，四条肺静脉连接到形态学左心房。然而，有时同侧的两条肺静脉在进入左心房之前可能融合成一条，或者多条肺静脉提前融合成一条，从一侧进入左心房。应识别出肺静脉的异常引流——一条、部分或全部肺静脉可引流至下腔静脉、肝静脉、上腔静脉或头臂静脉。如果所有的肺静脉均通过一个共同的肺静脉腔，或者通过混合的解剖路径引流至体循环静脉，则意味着发生了完全性肺静脉异常引流（TAPVR）。右上或右下部分性肺静脉

R. R. Richardson, MD (✉)
Department of Radiology,
St. Joseph's Hospital and Medical Center,
Creighton University School of Medicine,
West Thomas Rd 350, 85013 Phoenix, AZ, USA
e-mail: randy.richardson2@chw.edu,
randy.richardson2@dignityhealth.org

A. Duarte, MD
Radiology Residency Program,
St. Joseph's Hospital and Medical Center,
Phoenix, AZ, USA

R.R. Richardson, *Atlas of Pediatric Cardiac CTA*,
DOI 10.1007/978-1-4614-0088-2_5, © Springer Science+Business Media New York 2013

异常引流常表现为静脉窦型房间隔缺损（ASD）。右侧全部或大部分的肺静脉异常引流见于弯刀综合征，其异常连接进入下腔静脉，通常伴有右肺及右肺动脉发育不良，以及右下肺叶由体动脉供应。

5.房间隔。房间隔缺损可能较难发现，需要观察不同的扫描时相以优化显像。超声心动图可提供房间隔缺损的类型、大小、范围和数量的最佳视图。

6.房室瓣。存在两组房室瓣：连接右心室的三尖瓣及连接左心室的二尖瓣。

异常情况包括扩张、发育不良、发育异常、闭锁、骑跨、坐跨、共同房室瓣及Ebstein畸形。Ebstein畸形是一种三尖瓣异常的类型，表现为隔瓣向顶部移位和后瓣发育不良，以及前瓣成帆状并在一定程度上与右心室壁相连。这导致部分右心室心房化，极少数情况下会出现右心室流出道梗阻。

心房和静脉的正常解剖（图 5.1、图 5.2）

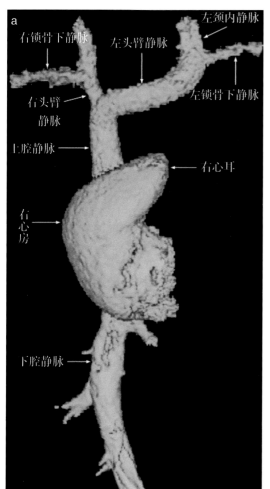

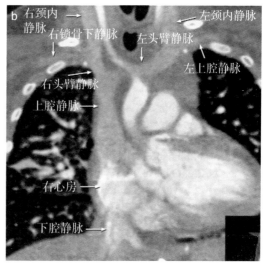

图 5.1 心脏 CTA 的正位投影 3D 模型（a）及冠状位最大密度投影（MIP）（b）。显示正常的右上腔静脉引流左头臂静脉和右头臂静脉至右心房。右心耳呈典型的三角形

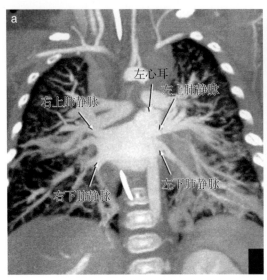
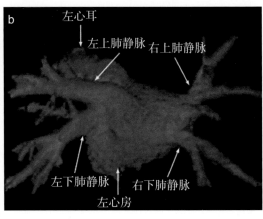

图 5.2　心脏 CTA 冠状位 MIP（a）和后位投影 3D 彩色编码图像（b）。显示正常解剖，4 支肺静脉引流入左心房和正常左心耳。注意细长的舌状左心耳

左上腔静脉

左上腔静脉是一种常见的变异，尤其是在先天性心脏病患者中。识别左上腔静脉对于上腔静脉分流术患者的术前计划是非常重要的，这样分流术就不会有侧支循环。大多数情况下，左上腔静脉患者有双重的上腔静脉引流，即左上腔静脉引流左颈内静脉和左锁骨下静脉的血液，右侧体静脉血流入右侧上腔静脉。心房反转患者可能存在内脏异位综合征，其左上腔静脉可能是形态学右上腔静脉。见图5.3至图5.5。

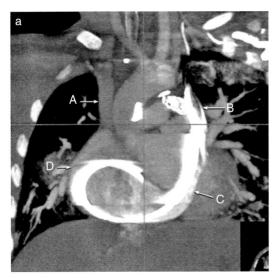
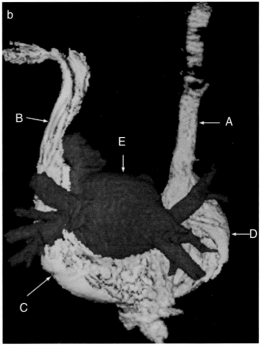

图5.3 心脏CTA冠状位MIP（a）和后位投影3D彩色编码图像（b）。显示左侧上腔静脉（B）经大的冠状静脉窦（C）引流至右心房（D）。注意右侧远端上腔静脉（A）正常引流至右心房（D）；注意毗邻左侧上腔静脉的、细长的左心耳

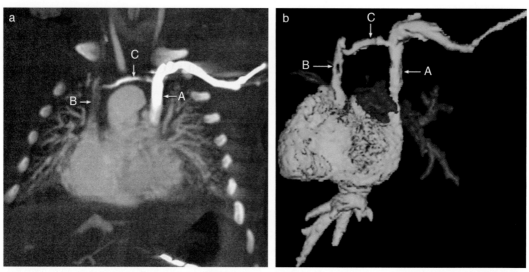

图 5.4 心脏 CTA 冠状位 MIP（a）和正位投影 3D 彩色编码图像（b）。显示左侧上腔静脉（A）和右侧上腔静脉（B）连接于头臂静脉（C）

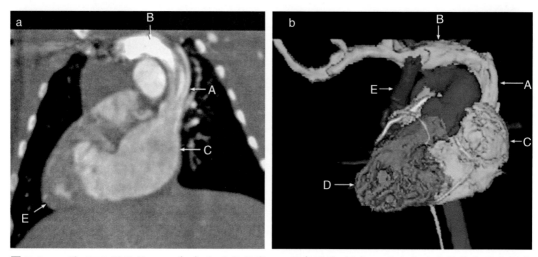

图 5.5 心脏 CTA 冠状位 MIP（a）和正位投影 3D 彩色图像（b）。显示内脏反位患者的右侧头臂静脉（B）流入左上腔静脉（A）后引流至左心房（C），这可能伴随其他先天性畸形，如完全性肺静脉异常引流（TAPVR）；此时，右侧垂直静脉（b 图中的 E）将血液从肺静脉（紫红色）排到头臂静脉（B）。注意：图示心尖朝右，与右位心和已知位置不确定的内脏异位综合征一致

部分性肺静脉异常引流

部分性肺静脉异常引流（PAPVR）具有以下特点。见图5.6。

1. 一条或多条，但不是全部肺静脉汇入体静脉。

2. 通常累及一个肺叶，但也可能累及整个肺。

3. 通常无症状。

4. 如果出现症状，通常是由于右心容量超负荷导致。

5. 常与静脉窦型房间隔缺损和弯刀综合征有关。

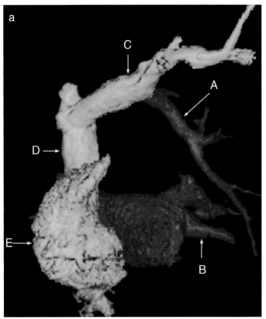
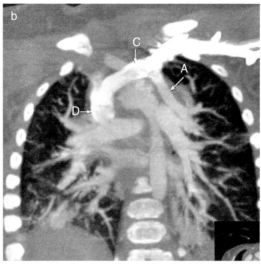

图 5.6 正位投影 3D 彩色编码（a）和冠状位 MIP 图像（b）。显示左上肺静脉（A）异常引流至左头臂静脉（C），上腔静脉（D）和右心房（E）略显突出。注意左下肺静脉（B）正常引流至左心房

完全性肺静脉异常引流（TAPVR）

心上型 TAPVR

在最常见的心上型 TAPVR 中，肺静脉形成一个共同腔，与垂直静脉相连，垂直静脉又流向连接于上腔静脉的左头臂静脉（图 5.7）。偶尔，心上型 TAPVR 可能通过一条穿过中线的血管连接到右侧上腔静脉。当垂直静脉穿过支气管或进入体循环静脉时，肺静脉血流可能发生阻塞。所有类型的 TAPVR 均为左向右分流，与体静脉血混合后，通过房间隔缺损或动脉导管形成强制性的右向左分流。因此，患者会有发绀。这种病变可能是孤立的或与复杂的先天性心脏病及内脏异位综合征相关。所有 TAPVR 都会导致肺血流量增加。

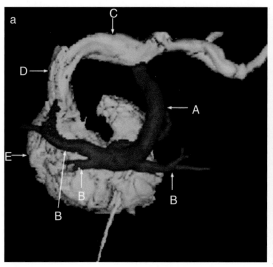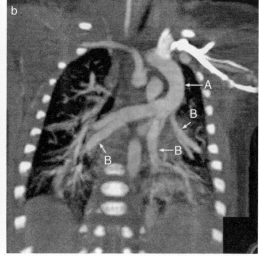

图 5.7 心脏 CTA 后位投影 3D 彩色模型（a）和冠状位 MIP 图像（b）。显示多支肺静脉（B）引流入垂直静脉（A），后者连接于头臂静脉（C）至上腔静脉（D），进入右心房（E）

心内型 TAPVR

心内型 TAPVR 也是左向右的分流，需要通过房间隔缺损进行强制性的右向左分流，以获得足够的心排出量。因此，患者可能出现发绀。引流入冠状窦是第二常见的 TAPVR 类型，较少直接引流到右心房。肺静脉梗阻少见。见图 5.8 和图 5.9。

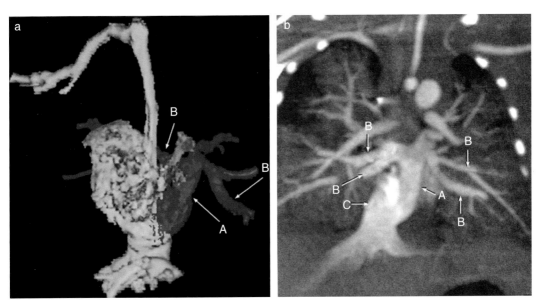

图 5.8 前位投影 3D 彩色模型（a）和冠状位 MIP 图像（b）。显示多支肺静脉（B）直接引流入冠状窦（A），进入右心房（C）

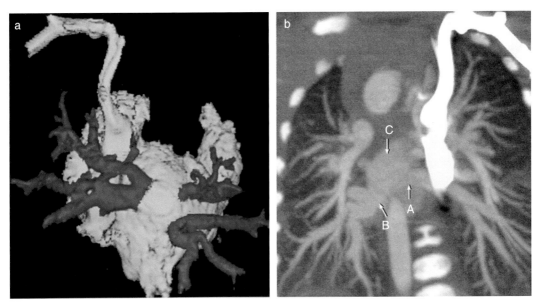

图 5.9 后位投影 3D 彩色模型（a）和冠状位 MIP 图像（b）。显示 TAPVR 患者多支肺静脉（A、B，紫红色）直接流入右心房（C，宝石绿色）

心下型 TAPVR

在心下型 TAPVR 中，肺静脉流向垂直静脉，垂直静脉流入下腔静脉、门静脉或肝静脉。这种类型的 TAPVR 往往存在因肺静脉引流阻塞引起的充血性心力衰竭。肺静脉阻塞也可能是由于垂直静脉通过横膈、汇入肝内血管时变窄所致，此时血液必须通过肝毛细血管床（如果汇入的是门静脉）或发育不良的垂直静脉。这可能与无脾综合征或多脾综合征相关。见图 5.10。

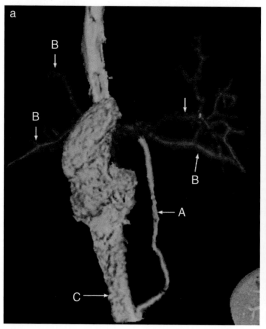
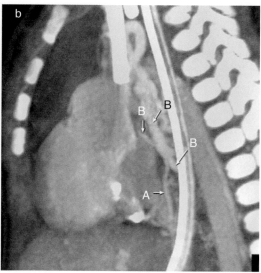

图 5.10 正面斜位 3D 彩色模型（a）和矢状位 MIP 图像（b）。显示多支肺静脉（B）引流至明显发育不良的垂直静脉（A），后者连接至下腔静脉（C）

混合型 TAPVR

混合型 TAPVR 是最少见的一种形式，是前述的异常连接的组合。在这种情况下，CTA 可有效地描述复杂解剖结构。见图 5.11。

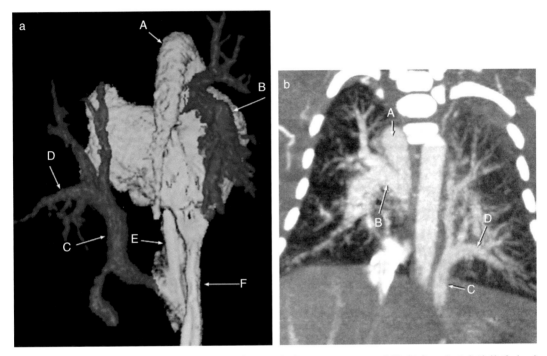

图 5.11 混合型 TAPVR 的后位投影 3D 彩色模型（a）和冠状位 MIP 图像（b）。显示左肺静脉（D）经垂直静脉（C）流入下腔静脉（E、F），右肺静脉（B）直接引流至奇静脉（A）

肺发育不良（弯刀）综合征

肺发育不良综合征，也称弯刀综合征，有三方面的表现：①右肺的 PAPVR，通常引流至下腔静脉或右心房；②发育不良的右肺和右肺动脉；③体动脉供应右肺下叶。患者无发绀，通常无症状。"弯刀"的命名来源于右下肺静脉的弯曲外观，当它接近横膈时变得更大，尤其是在胸片上可能看起来像一把弯刀。见图 5.12。

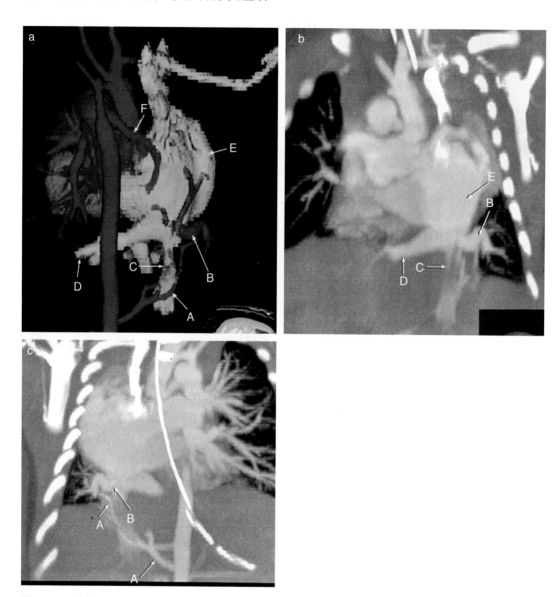

图 5.12 胸部 CTA 后位投影 3D 编码彩色模型（a）和冠状位 MIP 图像（b、c）。显示右下叶部分静脉异常引流（B）至下腔静脉（C）与右心房（E）交界处，右肺下叶由降主动脉发出侧支（A）供应，右肺动脉发育不良（F）。注意肝静脉（D）引流至右心房

下腔静脉的奇静脉延续

在下腔静脉的奇静脉延续中，肝前的下腔静脉离断，大部分下肢静脉回流通过扩张的奇静脉（通常有扩张）或半奇静脉；肝内下腔静脉缺失。一般情况下，肝静脉形成肝后下腔静脉汇合，并正常流入右心房。肝静脉很少直接流入右心房，如果出现，通常与房间隔缺损、室间隔缺损有关。见图5.13。

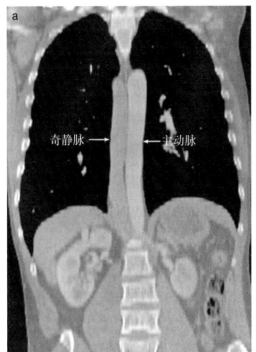
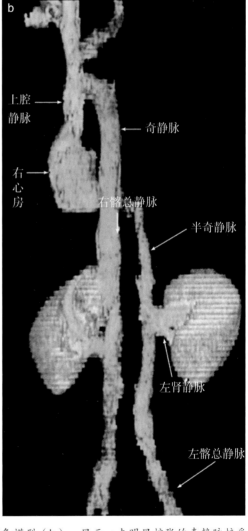

图 5.13 冠状位 MIP 图像（a）和正位投影 3D 彩色模型（b）。显示一支明显扩张的奇静脉接受来自离断的下腔静脉（右髂总静脉）和半奇静脉的血流。左下肢血液流入左髂总静脉，与左肾静脉合并进入半奇静脉（变异的双侧腔静脉系统），在随后的图像中没有发现肝内下腔静脉

重复性（双侧）下腔静脉

在双侧下腔静脉中，左侧髂总静脉上升到主动脉左侧，而不是与右侧髂总静脉融合。在左肾静脉水平，它接受肾脏血流，通常穿过主动脉前并入右侧下腔静脉。重复的下腔静脉可能是不对称的，通常以右侧为主，且较大。不完全的双侧下腔静脉较常见，通常仅伴有肝静脉引流的分离（图 5.14）。

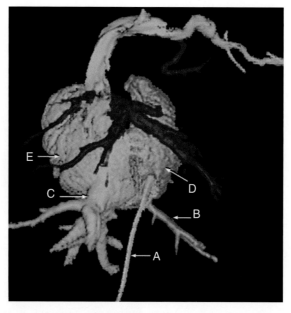

图 5.14 CTA 后位投影 3D 彩色图像。显示脐静脉导管（A）穿过一支右肝静脉（B）进入右心房（D）的右侧，左侧的下腔静脉（C）进入右心房（E）的左侧；患者存在正常解剖性肝静脉引流，同时有左下腔静脉，因此属于双侧腔静脉

房间隔缺损（ASD）

卵圆孔未闭

　　房间隔后下部有一个正常的心房间通道，使宫内胎儿的血流绕过肺循环。胎儿出生后，由于左心房的压力超过右心房，先前存在的左心房活瓣样结构关闭了卵圆窝通道，这通常是永久性的关闭。在右心房压力升高的情况下，如三尖瓣闭锁或 Ebstein 畸形时，它可能仍然开放，即发生卵圆孔未闭（PFO）。无症状的右 – 左分流可能持续到成年。见图 5.15。

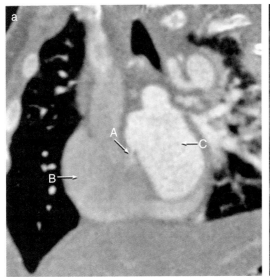
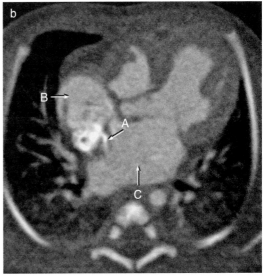

图 5.15　冠状位（a）和轴位 MIP 图像（b）。显示一股强化血流信号通过右心房（B）和左心房（C）之间未闭的卵圆孔（A）

继发孔型 ASD

继发孔型 ASD 是最常见的 ASD 类型。它位于房间隔的中部，通常是由于遮盖在继发隔上，与之形成活瓣的原发隔缺损所致。可能直至成年仍无症状，或最终出现右向左分流和艾森曼格综合征。它可能会自发关闭或需要经皮介入关闭。见图 5.16。

原发孔型 ASD

在部分型心内膜垫／房室间隔缺损中，前下部 ASD 最常见。这种情况可能与二尖瓣前叶的缺损共存，也可合并或不合并室间隔缺损。见图 5.17。

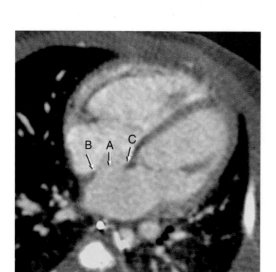

图 5.16 轴位图像。显示房间隔后内侧（B）和前外侧（C）交界处有一个大的继发孔型 ASD（A）

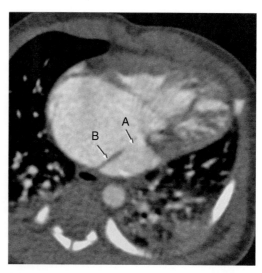

图 5.17 轴位 CTA 图像。显示心房间存在一处原发孔型 ASD（A），房间隔后部（B）是完整的

静脉窦型 ASD

静脉窦型 ASD 发生在房间隔的后上或后下部，分别与上腔静脉和下腔静脉相邻。因为此处的房间隔是将右心房和左心房 – 右肺静脉连接处分隔开，故此处的缺损几乎均导致的是右上叶 PAPVR。偶尔，会出现一支肺静脉远离静脉窦型 ASD，于上腔静脉的高处汇入上腔静脉。见图 5.18。

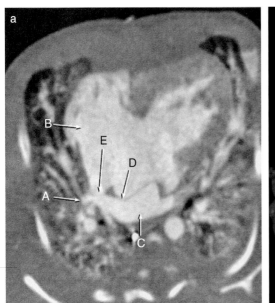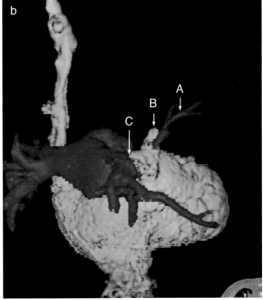

图 5.18 轴位心脏 CTA（a）与后位投影 3D 模型（b）。显示房间隔（D）后上部缺损（E），使左心房（C）和右心房（a 图中的 B）相通。几乎总是导致右上叶 PAPVR（A），即引流入上腔静脉（b 图中的 B）和右心房交界处

完全型房室间隔缺损

完全型房室间隔缺损是心内膜垫发育形成三尖瓣和二尖瓣及房间隔和室间隔过程中出现的一种缺陷，可导致共同房室瓣（其腱索与心室的附着点多样）、原发孔型 ASD 及房室通道型（流入道型）室间隔缺损，这可能与 21- 三体综合征及内脏异位综合征有关，也可能同时合并法洛四联症。见图 5.19。

三尖瓣闭锁

三尖瓣闭锁是一种先天性右房室瓣膜发育不全，使体静脉的前向血流不能从右心房向右心室流动。患有三尖瓣闭锁的新生儿必须同时存在 ASD 才能存活。这种情况可能同时存在一个允许肺灌注的室间隔缺损，或大动脉转位。心脏的

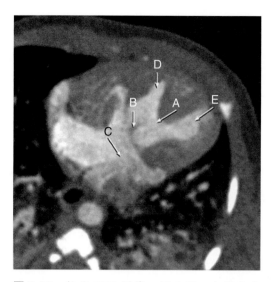

图 5.19　轴位 CTA 图像。显示了一个原发孔型 ASD（C）及后位型室间隔缺损（A），来自心房、左心室（E）和右心室（D）的血液可自由混合，可见共同房室瓣（B）

大小取决于室间隔缺损的大小。如果没有室间隔缺损，而大动脉关系正常，就会出现肺动脉闭锁，患者需要动脉导管通畅才能存活。见图 5.20。

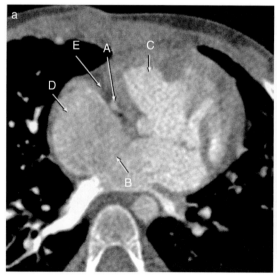

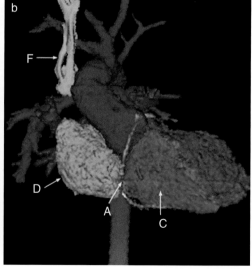

图 5.20　轴位 CTA 图像（a）显示脂肪（E）和纤维组织，右侧冠状动脉（A）位于三尖瓣的预期位置；血液不能直接从右心房（D）进入右心室（C），因此通过 ASD（B）进入左心房。正位投影 3D 模型（b）显示上腔静脉（F）经 Glenn 分流引流至肺动脉

Ebstein 畸形

在 Ebstein 畸形中，三尖瓣的隔瓣可能发育异常、发育不全和移位。前瓣通常较大，呈帆状；它可能被束缚在右心室游离壁上，并可能进入右心室，甚至可延伸至右心室流出道，导致右心室的"心房化"。后瓣不同程度的对合不良往往导致严重的三尖瓣反流，并导致显著的心脏肥大。见图 5.21。

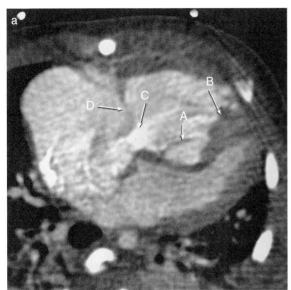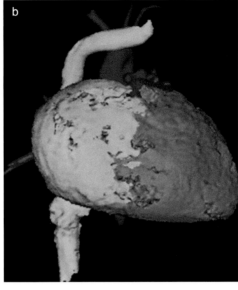

图 5.21 心脏 CTA 轴位图像（a）显示呈帆状、向心尖部移位的三尖瓣隔瓣（A），因被发育不良的腱索（B）束缚，瓣膜朝向左心尖的心尖隔部；三尖瓣前瓣（D）在相对正常的位置，这导致沿瓣膜间隔部（C）的反流。正位投影 3D 彩色图像（b）显示扩张的右心房（宝石绿色）、右心室（蓝紫色）

二尖瓣狭窄

二尖瓣狭窄可因先天性心脏病或获得性心脏病所致，通常由风湿热引起。在这种情况下，左心室流入障碍导致左心房增大。最终，左心房和肺动脉压力升高导致肺水肿和肺动脉高压。见图5.22。

单心房

单心房是房间隔各部分发育不良的结果。这种情况常为内脏异位综合征的典型表现之一，通常房室瓣完整。也可能合并单心室，常为右侧单心室。见图5.23。

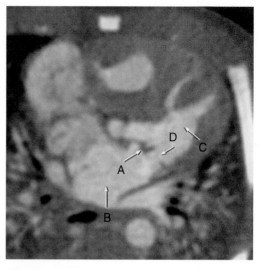

图 5.22　轴位心脏 CTA 图像。显示二尖瓣前瓣（A）增厚，导致舒张期富氧血从左心房（B）流向左心室（C）的二尖瓣开口（D）狭窄；左心房轻度增大

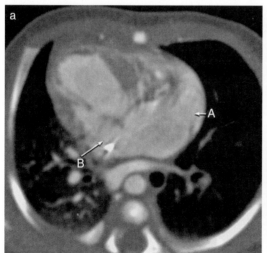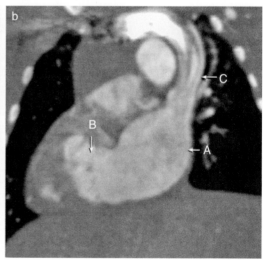

图 5.23　轴位（a）和冠状位（b）心脏 CTA 图像。显示右心房（B）和左心房（A）未形成房间隔；注意左侧上腔静脉（C），其流入左心房；本例患者为无脾型内脏异位综合征

6

心室的评估

Randy Ray Richardson   Taruna Ralhan

心室的评估包括以下步骤。

1.区分左、右心室的形态。右心室表面通常比左心室具有更多的小梁间隔。右心室形态更接近金字塔状，顶端有调节束。左心室为椭圆形、表面光滑。右心室流出道（RVOT）或漏斗部为肌性组织，且通常与三尖瓣无纤维连续。

2.寻找室间隔缺损（VSD）。最常见于室间隔的膜周部，但也可以在室间隔肌部、瓣膜下或房室间隔缺损的隔膜后方。

3.如果能获得足够的数据，请评估心室大小、运动和功能。

4.寻找异常增厚的心肌，这可能是原发性或继发性异常，并可能导致流出道梗阻。

R. R. Richardson, MD (✉)
Department of Radiology,
St. Joseph's Hospital and Medical Center,
Creighton University School of Medicine,
West Thomas Rd 350, 85013
Phoenix, AZ, USA
e-mail: randy.richardson2@chw.edu,
randy.richardson2@dignityhealth.org

T. Ralhan , MD
Radiology Residency Program ,
St. Joseph's Hospital and Medical Center,
Phoenix, AZ, USA

R.R. Richardson, *Atlas of Pediatric Cardiac CTA*,
DOI 10.1007/978-1-4614-0088-2_6, © Springer Science+Business Media New York 2013

正常解剖（图6.1、图6.2）

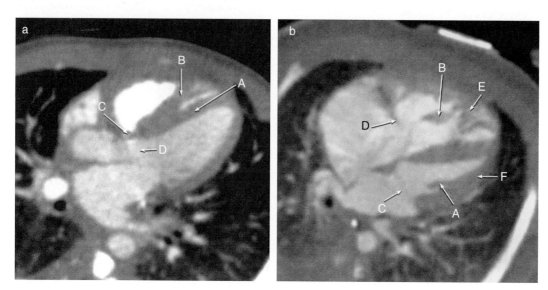

图6.1 心脏CTA的两个轴位视图，显示右心室和左心室的典型解剖结构。（a）一个突出的调节束（B），其从室间隔（A）延伸到右心室游离壁。注意室间隔的膜部（C）与肌部（A）相比有多薄。与之相邻的是左心室流出道（D）。（b）左心室壁通常光滑致密（F），且具有乳头肌（A）。右心室显示小梁（E）、腱索（B）。二尖瓣（C）控制从左心房到左心室的血流，三尖瓣（D）控制从右心房到右心室的血流

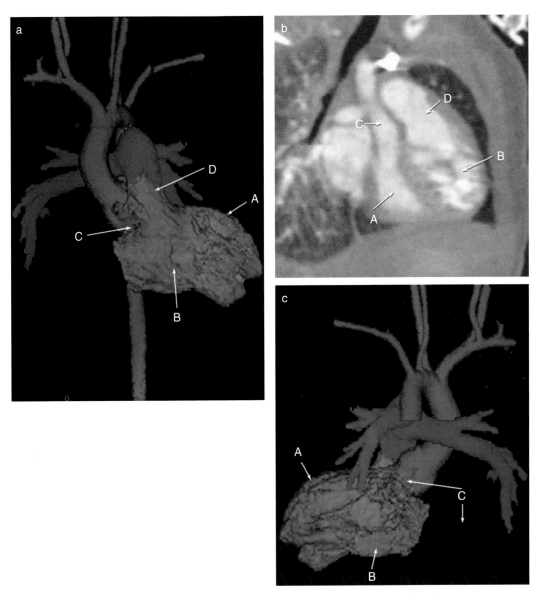

图 6.2 正位（a）和后位（c）投影的彩色编码 3D 图像，以及心室和流出道的斜视图（b）。显示了一个正常的右心室流出道（D），其源自有更多肌小梁的右心室（B）。右心室流出道（D）位于左心室流出道（C）的前方和左侧，左心室流出道源自更加圆锥形的左心室（A）

室间隔缺损（VSD）

VSD 最常见于室间隔的膜周部，但也可见于室间隔肌部、瓣膜下，以及房室间隔缺损的隔膜后部。当获得足够的数据时，应评估心室大小、运动和功能。异常增厚的心肌可能是原发性或继发性异常，可能导致流出道梗阻。识别右心室和左心室可能是困难的。通常，右心室比左心室有更多的小梁结构。隔缘肉柱（调节束）可以帮助识别右心室，这对于心脏转位的患者非常重要。

膜部 VSD

膜部 VSD 也称为膜周间隔缺损，因为室间隔膜部非常小且缺损通常延伸到室间隔肌部。膜部 VSD 是最常见的类型，占所有 VSD 的 75%~80%。缺损位于左心室流出道贴近主动脉瓣下方（图 6.3）。最初通常表现为呼吸急促，临床症状取决于 VSD 的大小。

小的缺损仅有心脏杂音，没有其他临床症状。中等到大的 VSD 可能导致心动过速、多汗和生长受限。最终可发生充血性心力衰竭。

超声心动图是主要的诊断方式。对于有大 VSD 的患者，胸片可能显示心影增大、肺血管增粗。在某些情况下可以看到间质性肺水肿导致的 Kerley B 线。VSD 的位置对于手术修复很重要。

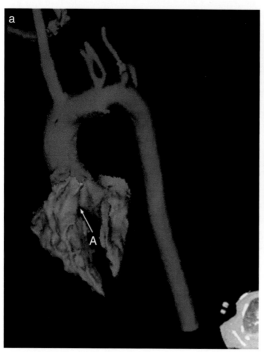

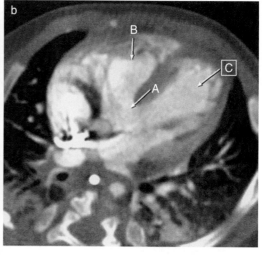

图 6.3 彩色编码的 3D 重建（a）和对比增强的心脏 CT 轴位图像（b）。在 3D 重建图像上显示右心室（蓝紫色）和左心室（肉红色）之间的大的膜周 VSD（A）。注意缺损紧贴主动脉瓣下方。轴位 CT 图像（b）显示左心室（C）和右心室（B）之间大的交通（A），符合膜周 VSD 的表现

肌部 VSD

肌部或小梁部 VSD 占所有 VSD 的 5%~20%。缺损的边界是小梁部室间隔的肌肉，远离心脏瓣膜。这些 VSD 的大小各不相同。手术治疗取决于缺损的大小。小的缺损可在 2 岁内自愈，大多数在 6 个月内闭合。见图 6.4。

多发肌部 VSD

当取室间隔斜穿位时，多发肌部 VSD 可能呈"瑞士奶酪样"。与其他类型的 VSD 相比，其手术方式复杂，并发症发生率和死亡率都有所增加。见图 6.5。

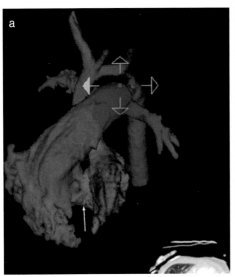
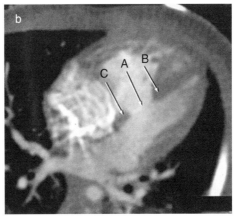

图 6.4 彩色编码 3D 重建（a）和对比增强心脏 CT 轴位图像（b）。在 3D 重建图像上，在右心室（蓝紫色）和左心室（肉红色）之间可看到 VSD（A）。相应的轴位 CT 图像显示肌部室间隔（A）的交通。注意缺损的基底（C）和顶部（B）边界有肌肉组织

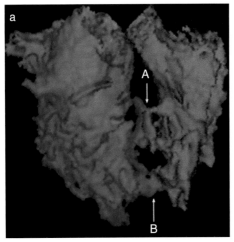
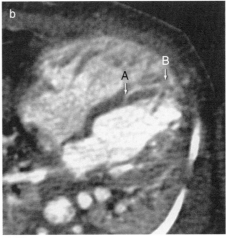

图 6.5 彩色编码 3D 重建（a）和对比增强心脏 CT 轴位图像（b）。在心室之间的肌间隔可以看到两处交通（A、B）

后部型 VSD

后部型 VSD，也称为房室隔型或入口型 VSD，占所有 VSD 的 8%~10%。

这种缺陷通常与房室间隔缺损有关，发生在三尖瓣隔瓣后部。见图 6.6。

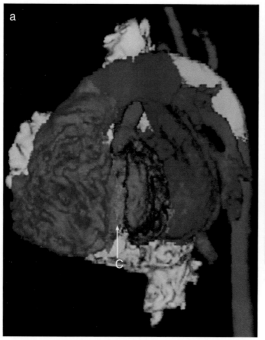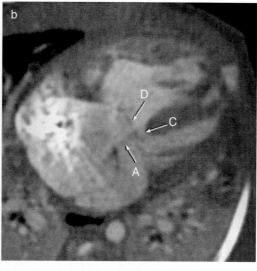

图 6.6 彩色编码 3D 重建（a）和对比增强心脏 CT 轴位图像（b）。3D 重建图像显示了心室之间的异常交通（C）。CT 图像可见后部型 VSD（C）。注意相关联的原发缺损（A）和一个共同的房室瓣（D）。房室间隔缺损与后部型 VSD 相延续

左心发育不良综合征

左心发育不良综合征的特征是左心室严重发育不全、二尖瓣和主动脉闭锁。在新生儿中表现为充血性心力衰竭和发绀。患者存活依赖于动脉导管未闭。见图6.7、图6.8。

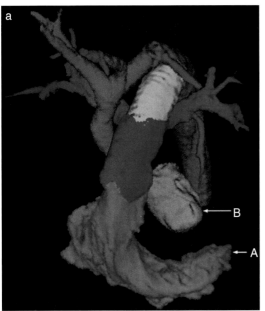
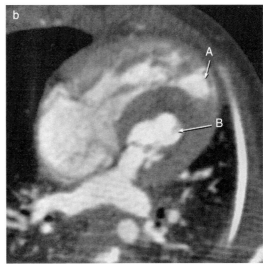

图6.7　心脏CTA彩色编码3D图像（a）和轴位图像（b）的俯视图。明确显示了左心室发育不全（B），注意右心室（A）包绕左心室（B），该征象被称为顶部缺失的左心室

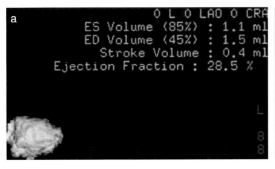
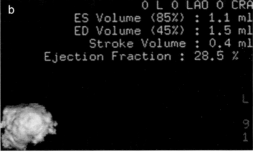

图6.8　患有左心发育不良综合征患者的舒张末期（a）和收缩末期（b）图像的后处理。心功能差，左心室射血分数为28.5%。注意收缩末期和舒张末期容积非常小（1.1 mL和1.5 mL）。在体表面积为0.2 m^2 的患者中，收缩末期容积指数为5.5 mL/m^2（正常为17~37mL/m^2）；舒张末期容积指数为7.5 mL/m^2（正常为50~84mL/m^2）

主动脉闭锁 / 左心发育不良综合征

主动脉闭锁是左心发育不良综合征的一部分，涉及升主动脉、主动脉瓣、左心室和二尖瓣的发育不良 / 闭锁。患者依靠动脉导管生存，如果没有得到治疗，将在几天之内发生死亡。胸部 X 线片显示心脏扩大和肺静脉充血。超声心动图、CT、MRI 和血管造影有助于制订治疗计划。有多种手术选择，包括 Norwood 和杂交手术，以及严重病例的心脏移植。见图 6.9。

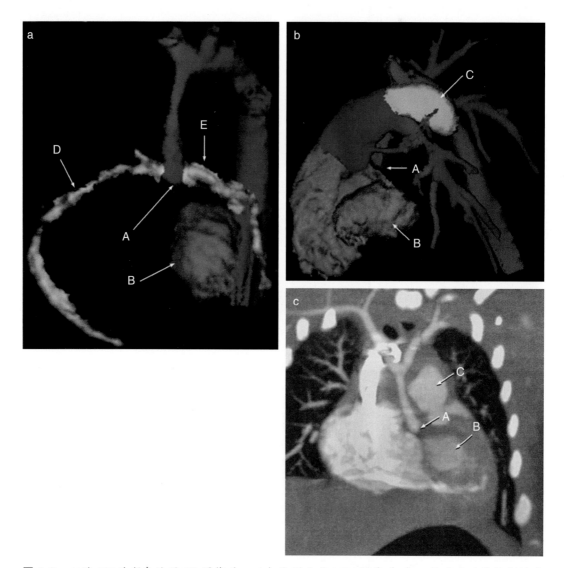

图 6.9　心脏 CT 的彩色编码 3D 图像（a、b）和冠状位 MIP 图像（c）。显示主动脉根部的升主动脉（A）闭锁段，其邻近发育不全的左心室（B）。可以看到大的动脉导管（C），这是短期生存所必需的。左冠状动脉（E）和右冠状动脉（D）起源于发育不良的主动脉近端的 Valsalva 窦

右心室发育不良

右心室发育不良综合征的特征是右心室、肺动脉瓣、主肺动脉和三尖瓣等发育不良。右心室发育不良综合征比左心室发育不良少见。通常存在冠状动脉瘘或冠状窦隙。通常行单心室姑息性手术（Norwood）。右心室发育不良常见于肺动脉或三尖瓣闭锁患者。肺部血供依赖于动脉导管。可以看到顶部缺失的右心室，并被左心室环绕。见图6.10。

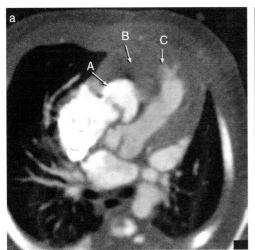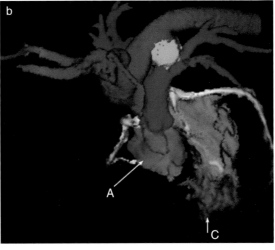

图 6.10　心脏 CTA 的轴位图（a）和彩色编码 3D 图像的俯视图（b）。显示右心室发育不全（A），具有顶部的左心室（C）环绕顶部缺失的右心室（A）。注意右心室壁非常厚（B）及动脉导管（绿色）

左心室双入口

左心室双入口是右心房和左心房都进入左心室的状态。右心室通常发育不良或不存在，基本上是一个共同的心室。合并畸形包括大血管转位、肺动脉闭锁和肺动脉狭窄。心室呈堆叠样或倒置。见图 6.11。

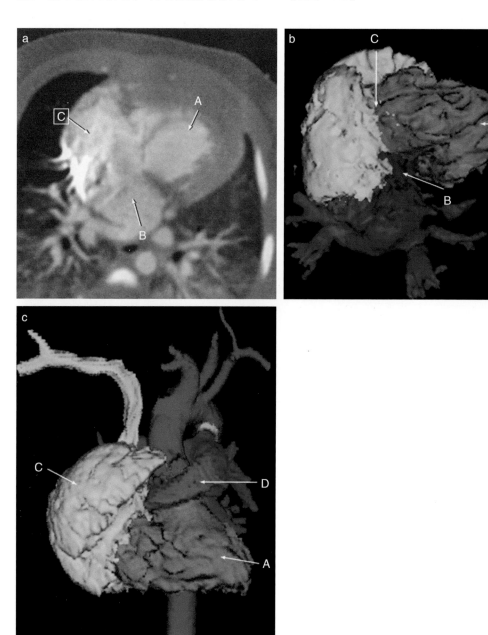

图 6.11　心脏 CTA 的轴位图像（a）、仰视图（b）和前视图（c）。右心室（D）严重发育不良；左心室（A）扩张，并接收通过三尖瓣的来自右心房（C）的血液和通过二尖瓣的来自左心房（B）的血液。注意右心室（D）和左心室（A）的堆叠外观，右心室位于左心室上方

单心室

单心室可见于左心室双入口或共同单心房连接的共同单心室。其他包含这种异构畸形的有内脏异位综合征、大动脉转位和静脉异位引流。见图6.12。

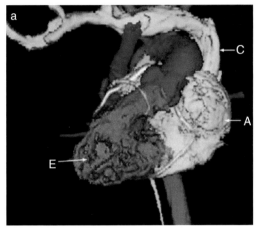

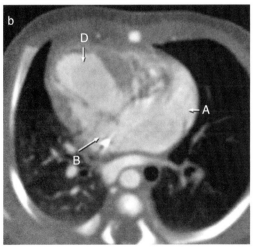

图6.12 正视图的彩色编码3D图像（a）和轴位心脏CTA图像（b）。显示的单心室（图a中的E，图b中的D）没有肺动脉和肺流出道。还存在共同的心房（A）。注意这是心脏反位，即心尖（E）指向右侧，下腔静脉（C）位于左侧。垂直静脉异常引流肺静脉（紫红色）。注意脐静脉导管进入共同心房的右侧（B）

法洛四联症

典型的法洛四联症（TOF）包括主动脉骑跨、主动脉下室间隔缺损、右心室流出道狭窄或闭锁及右心室肥大。法洛四联症是一种发绀型心脏病，典型X线片检查可见正常心脏大小和肺纹理减少。肥大的右心室和凹陷的肺动脉段导致典型的"靴形心"。临床表现的严重程度取决于右心室流出道的狭窄程度。见图6.13至图6.15。

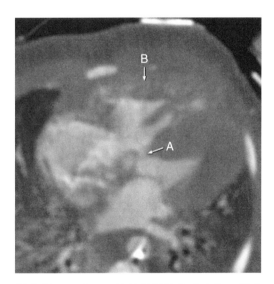

图6.13 心脏CT的轴位图像显示法洛四联症患者右心室壁增厚（B）及室间隔缺损（A）

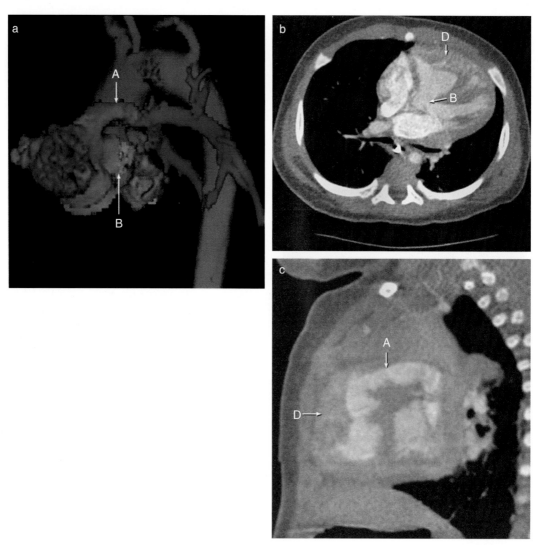

图 6.14 心脏 CTA 的 3D 模型侧位图（a）、轴位和矢状位 MIP 图像（b、c）。显示右心室流出道狭窄的漏斗部（A）和室间隔缺损（B）。可以看到由于右心室流出道（A）狭窄引起的右心室肥大（D）

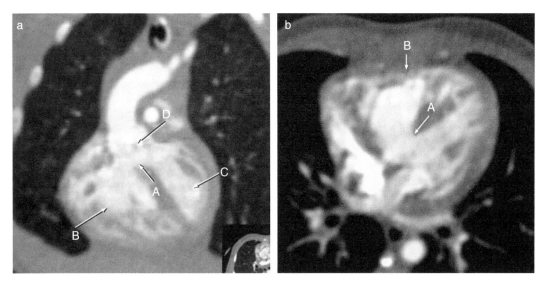

图 6.15 冠状位（a）和轴位（b）心脏 CT 的 MIP 图像。显示右心室（B）和左心室（C）间的缺损（A），以及典型的主动脉骑跨（D）。注意主动脉在室间隔缺损（A）顶部的位置，以及与右心室（B）和左心室（C）之间的位置关系

法洛四联症合并动脉导管末闭（图 6.16）

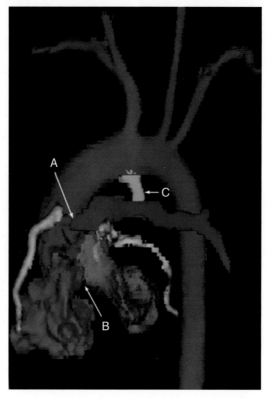

图 6.16　心脏 CTA 的彩色编码 3D 图像。显示该法洛四联症患者合并肺动脉闭锁（A）及室间隔缺损（B）。注意动脉导管（C）从主动脉弓的下方延伸到肺动脉

法洛四联症合并主 – 肺动脉侧支循环（图 6.17）

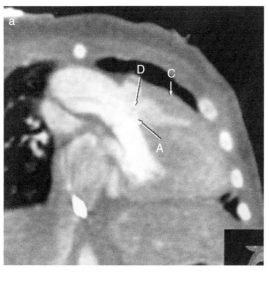
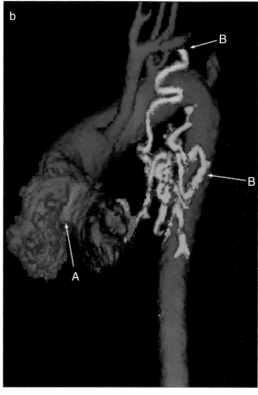

图 6.17 冠状位 MIP（a）和彩色编码 3D 图像（b）。显示室间隔缺损（A）、主动脉骑跨（D）和增厚的右心室壁（C）。该患者肺动脉完全闭锁，主 – 肺动脉侧支循环（B）向肺部供血

法洛四联症合并肺动脉瓣缺失

肺动脉瓣缺失是法洛四联症的一种变异。中度至重度的肺动脉反流通过肺动脉瓣缺失的、狭窄的右心室流出道。肺动脉明显增大，经常压迫气管和（或）支气管主干。见图 6.18。

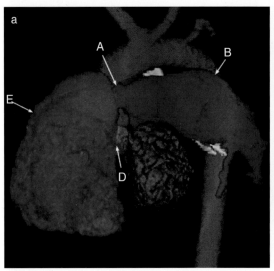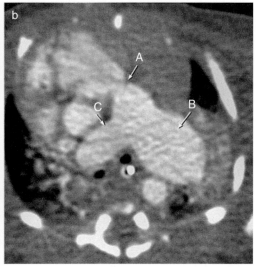

图 6.18 彩色编码 3D 图像（a）和轴位 MIP 图像（b）。显示了位于正常水平的肺动脉瓣的狭窄（A），由于肺动脉瓣缺失，存在严重的肺动脉反流，导致右肺动脉（C）、左肺动脉（B）及右心室（E）的扩大。图中还显示了室间隔缺损的存在（D）

7

大血管的评估

Randy Ray Richardson   *Travis Scharnweber*

对于大血管的评估，应包括以下结构。

1.流出道：流出道可以呈转位、狭窄、缺失或动脉瘤样改变。

2.主动脉

1）可以为不连续（主动脉弓离断）、狭窄（主动脉缩窄、主动脉瓣上狭窄或主动脉弓发育不良）。

2）观察主动脉弓位于左侧还是右侧，确定主动脉弓发出分支血管的数量和位置。双主动脉弓和右位主动脉弓合并迷走左锁骨下动脉可形成血管环，造成气道压迫性梗阻。

3）寻找主-肺动脉侧支血管，这些血管往往由降主动脉发出，也可能发自主动脉弓或分支大血管。

4）测量主动脉瓣、Valsalva窦、窦管交界、主动脉弓横部、降主动脉的尺寸和管径。与标准化值（z评分）的对照可帮助评估。

3.肺动脉

1）肺动脉可呈闭锁、发育不良或异常改变。评估肺动脉的起源和走行，有时肺动脉可从主动脉、未闭的动脉导管（PDA）或肺动脉分支发出。在肺动脉吊带中，左肺动脉起源于右肺动脉并包绕气管，往往可造成气管或支气管狭窄。

2）评估主肺动脉、左右肺动脉的近端和远端的尺寸。

R. R. Richardson, MD (✉)
Department of Radiology,
St. Joseph's Hospital and Medical Center,
Creighton University School of Medicine,
West Thomas Rd 350, 85013 Phoenix, AZ, USA
e-mail: randy.richardson2@chw.edu,
randy.richardson2@dignityhealth.org

T. Scharnweber, MD
Radiology Residency Program,
St. Joseph's Hospital and Medical Center,
Phoenix, AZ, USA

R.R. Richardson, *Atlas of Pediatric Cardiac CTA*,
DOI 10.1007/978-1-4614-0088-2_7, © Springer Science+Business Media New York 2013

3）寻找其他和肺动脉连接的血管，如动脉导管。主 – 肺动脉侧支血管可与肺血管相连并直接供应肺的血流。

4. 动脉导管未闭

1）典型的未闭的动脉导管发自降主动脉的底面或左头臂干 / 锁骨下动脉，偶尔可异常起源于其他动脉。也可发自双侧，一支起源于主动脉，另一支起源于头臂动脉。

2）动脉导管可扩张、扭曲状，尤其是在复杂性先天性心脏病病例中。在动脉导管的起源处有时可见憩室（Kommerell 憩室）。注意扩张的动脉导管对周围结构的占位效应，尤其是对气管和支气管。

3）随着年龄增长，往往可在导管关闭形成的动脉韧带处观察到钙化。

正常解剖（图 7.1、图 7.2）

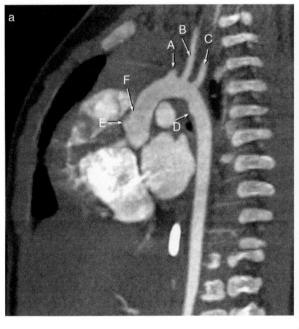
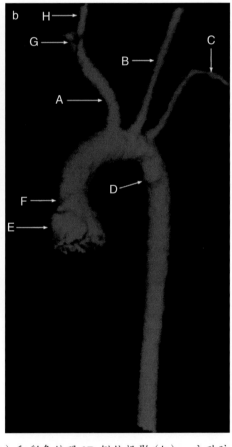

图 7.1　正常主动脉弓及其分支的 CTA 矢状位 MIP（a）和彩色编码 3D 侧位投影（b）。主动脉 Valsalva 窦（E）呈典型隆起状，在窦管交界处（F）随即收窄。左位主动脉弓的第一个血管分支为右头臂干动脉（A），后者继续分为右锁骨下动脉（G）和右颈总动脉（H）。主动脉弓的第二个分支为左颈总动脉（B），最后一个分支为左锁骨下动脉（C）。注意降主动脉的底面可见典型的动脉导管隆起（D）

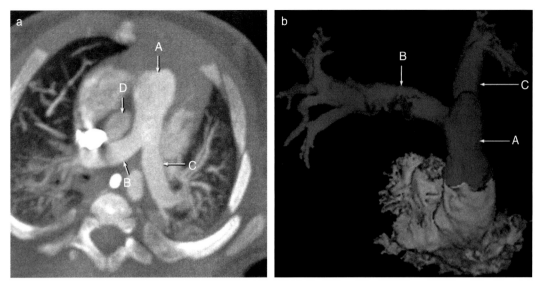

图 7.2 心脏 CTA 轴位 MIP（a）和彩色编码 3D 图像（b）。显示了主肺动脉（A）、右肺动脉（B）和左肺动脉（C），注意升主动脉（D）的正常位置位于肺动脉流出道的右后侧

动脉导管

动脉导管未闭

　　动脉导管未闭指的是胎儿期肺动脉和降主动脉或头臂干动脉之间血管连接的持续存留。在宫内胎儿期，动脉导管作为肺血管的旁路，血流方向为从右向左。出生后，由于主动脉内压力高于肺动脉压力，动脉导管血流方向变为从左向右。动脉导管未闭是一种非发绀性心脏病，表现为肺血流增加、心脏增大以及明显的"导管处隆起"。长期存在的动脉导管未闭可导致肺动脉高压、右向左分流及发绀（艾森曼格综合征）。动脉导管关闭后可形成动脉韧带，此处往往形成钙化。见图7.3。

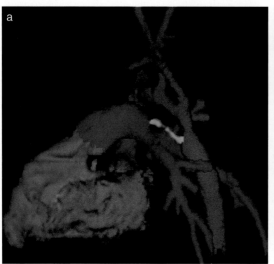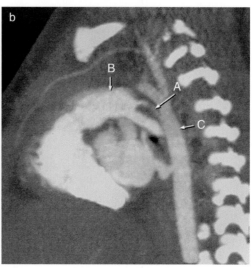

图7.3　心脏CT的彩色编码3D图像（a）和矢状位MIP（b）。可见一个小的动脉导管（A，绿色）连接肺动脉（B，蓝色）和降主动脉近端（C，红色）

起源于左头臂干动脉的动脉导管

动脉导管可起源于主动脉或左头臂干 / 左锁骨下动脉。在右位主动脉弓伴迷走锁骨下动脉的病例中，动脉导管可与发出它的迷走左锁骨下动脉共同形成血管环。见图 7.4。

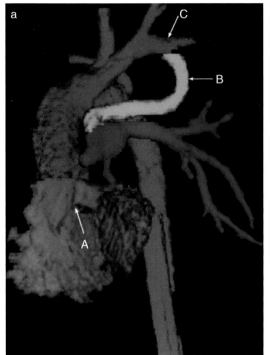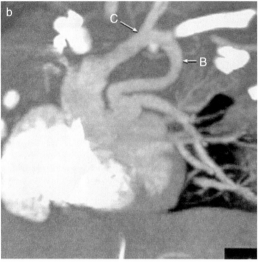

图 7.4　心脏 CT 的彩色编码 3D 图像（a）和矢状位 MIP（b）。显示了一例右位主动脉弓的动脉导管（B）连接于左锁骨下动脉（C），在 3D 重建图像上还可观察到一处室间隔缺损（A）

起源于主动脉弓降部的动脉导管

在某些疾病，尤其是在一些主动脉血流受阻的疾病中，如严重主动脉瓣狭窄、主动脉缩窄、主动脉弓离断和左心室发育不良，动脉导管为维持生命所必需。在左心发育不良的患者中，动脉导管可行支架植入（杂交手术）保持开放状态。见图 7.5。

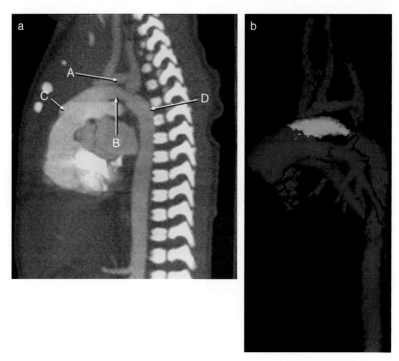

图 7.5　心脏 CT 的矢状位 MIP（a）和彩色编码 3D 图像（b）。显示了动脉导管（B，绿色）连接主动脉弓降部（D，红色）和肺动脉（C，蓝色），还可见发育不良的主动脉弓（A，红色）

双侧动脉导管

在罕见的情况下，动脉导管可位于双侧，分别起源于左头臂干动脉和主动脉，此类情况往往合并复杂的先天性心脏病和多发畸形。见图 7.6、图 7.7。

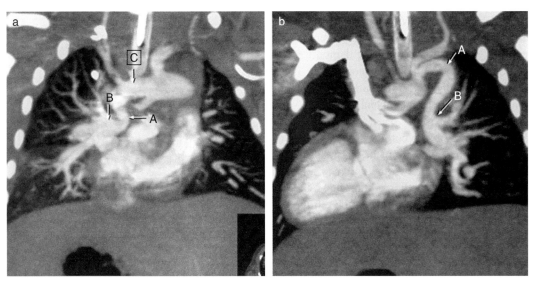

图 7.6　（a）心脏 CT 的矢状位 MIP 显示一支动脉导管（A）起源于主动脉弓（C）并发出右肺动脉（B）。（b）冠状位 MIP 显示了另一支扭曲的动脉导管（A）起源自降主动脉，并发出左肺动脉（B）

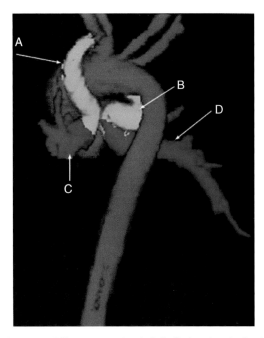

图 7.7　心脏 CT 的彩色编码 3D 图像。显示双侧动脉导管（A 和 B）分别发出右肺动脉（D）和左肺动脉（C）

主动脉闭锁

主动脉闭锁为左心发育不良综合征的一部分，包括升主动脉、主动脉瓣、左心室和二尖瓣的发育不良 / 闭锁。该类患者依赖于动脉导管生存，如果不加以治疗，往往在出生后几天内（动脉导管关闭时）便死亡。患者表现为发绀，

胸片显示心脏增大和肺静脉淤血。心脏超声、CT、MRI 及血管造影可协助评估治疗计划。针对该疾病现已有一些外科治疗方案。

在主动脉闭锁中，血流自动脉导管逆流至主动脉弓，经过发育不良的升主动脉供应冠状动脉。大脑和上肢也依赖于动脉导管的逆向血流供应。见图 7.8。

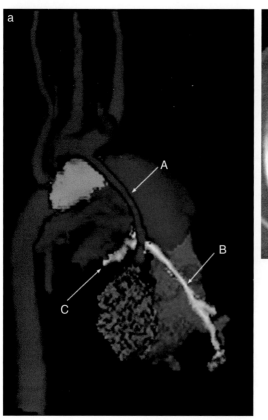
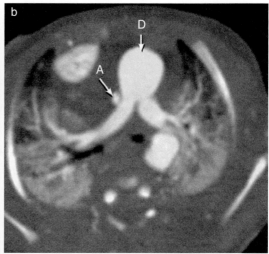

图 7.8 心脏 CT 的彩色编码 3D 图像（a）和轴位图像（b）。显示了发育不良的升主动脉（A），主肺动脉（D，蓝色）通过动脉导管（绿色）逆向供应主动脉弓的分支血管（红色）和冠状动脉（B、C，黄色）

主动脉狭窄

主动脉狭窄可位于瓣膜、瓣下和瓣上水平（William综合征）。在新生儿/婴儿中，胸部X线检查为正常或显示轻度的心脏增大和肺水肿。在儿童/青少年中，即使主动脉严重狭窄，胸部X线片也通常为正常。主动脉狭窄患儿会伴有主动脉瓣增厚和融合、升主动脉狭窄后扩张、升主动脉收缩期喷射样血流及

左心室肥厚。MRI和心脏超声可用于评估跨主动脉瓣压力阶差、反流分数和心室功能。

主动脉瓣狭窄

主动脉瓣狭窄占先天性心脏病的1%~2%，往往由主动脉瓣二叶瓣畸形引起，但后者引起的狭窄往往不严重。主动脉瓣狭窄在男性中多见，并有家族倾向性。见图7.9。

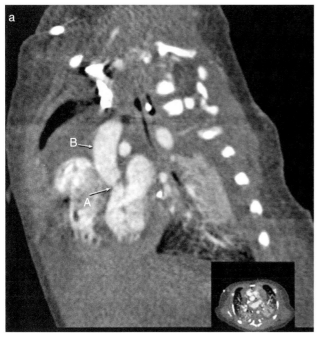
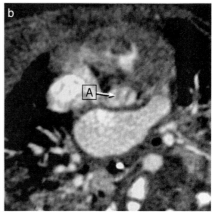

图7.9 心脏增强CT的矢状位（a）和轴位图像（b）。显示主动脉瓣膜水平的狭窄（A）伴主动脉瓣二叶瓣的增厚（A），还显示了狭窄后的升主动脉扩张（B）

主动脉瓣上狭窄（Williams 综合征）

主动脉瓣上狭窄发生在主动脉瓣上方，使得近端主动脉呈"沙漏"样形态。该疾病还可伴随其他血管的狭窄，如肺动脉、冠状动脉和腹主动脉。患儿可有"小精灵样"的特殊面容和精神发育迟缓。见图 7.10、图 7.11。

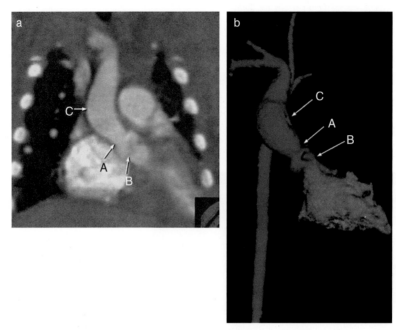

图 7.10　Williams 综合征心脏 CT 的冠状位 MIP（a）和彩色编码 3D 图像（b）。显示了主动脉瓣上狭窄（A）和狭窄后主动脉扩张（C），注意主动脉瓣下区域的管径为正常（B），升主动脉的轮廓呈"沙漏"样

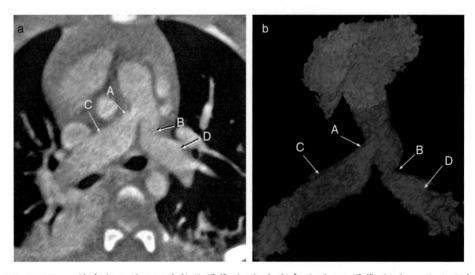

图 7.11　Williams 综合征心脏 CT 的轴位图像（a）和彩色编码 3D 图像（b）。显示了左肺动脉近端（B）和右肺动脉近端狭窄（A），以及相关的肺动脉狭窄后扩张（C、D）。肺动脉狭窄在 Williams 综合征中很常见

肥厚型心肌病及主动脉瓣下狭窄

肥厚型心肌病及主动脉瓣下狭窄为儿童最常见的心肌病类型，其特征为室间隔的异常肥厚，可导致左心室流出道（LVOT）狭窄。该疾病的病因可能是特发性的。患糖尿病母亲的婴儿也可发展为室间隔的显著肥厚，并可能患有瓣膜下狭窄。见图 7.12、图 7.13。

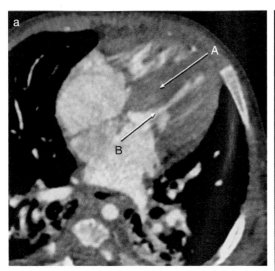
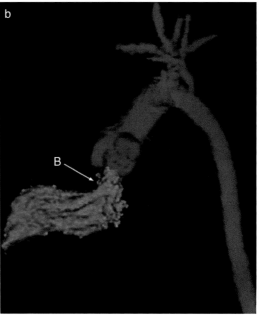

图 7.12　心脏增强 CT 的轴位图像（a）和彩色编码 3D 图像（b）。显示了室间隔（A）和左心室游离壁的显著肥厚，以上改变造成瓣下区域主动脉流出道（B）的狭窄

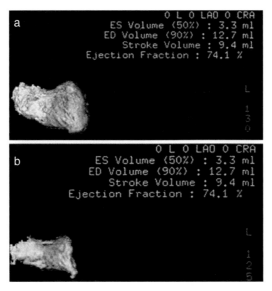

图 7.13　心脏 CTA 的舒张末期（a）和收缩末期（b）功能图像。显示了肥厚型心肌病中的左心室高动力状态，该患儿的射血分数为 74.1 ％

肺动脉狭窄

肺动脉狭窄可位于瓣膜（超过 90% 的病例）、瓣膜上和远端肺动脉的分支水平。患者有瓣膜增厚、肺动脉狭窄后扩张，伴有右心室肥厚。心脏的大小正常，主肺动脉节段扩张。临床表现取决于狭窄的严重程度，可由无症状至婴儿期严重的发绀。肺动脉狭窄与 Noonan 综合征、Williams 综合征、法洛四联症、Ellaville 综合征和先天性风疹相关。见图 7.14。

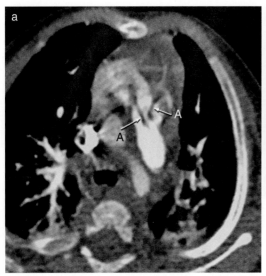
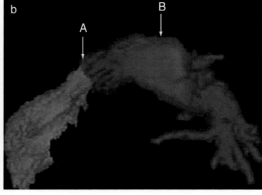

图 7.14 心脏 CT 的轴位 MIP（a）和彩色编码 3D 图像（b）。显示了增厚、狭窄的肺动脉瓣膜（A）及伴随的主肺动脉狭窄后扩张（B）

完全性大动脉转位

完全性大动脉转位（右转位）

在完全性大动脉转位（右转位，D–TGA）中，主动脉起源于右心室，肺动脉起源于左心室。其中房室连接顺序一致，而心室与大动脉连接顺序不一致。体–肺循环间的交通（动脉导管、室间隔缺损、房间隔缺损）可使富氧和乏氧的血液混合，为生存所必需。主动脉瓣位于肺动脉瓣的左前方。胸片显示纵隔变窄、心脏增大（"悬吊蛋"征象）、肺血管影增加。在右转位中，右冠状动脉通常起源于无冠窦。左冠状动脉通常起源于与肺动脉相对的冠状窦（无冠窦和左冠窦）。见图 7.15、图 7.16。

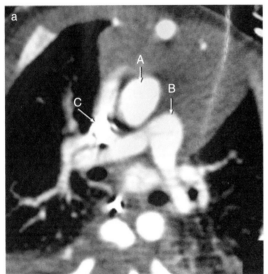

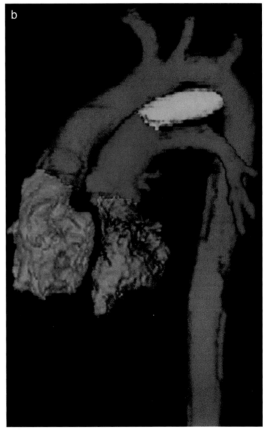

图 7.15 （a）心脏 CT 轴位 MIP 显示主动脉根部（A）位于肺动脉流出道（B）的右前方，下腔静脉（C）位置正常。（b）在本例大动脉转位（右转位）中，彩色编码 3D 图像的侧面观显示主动脉（红色）起源于右心室（蓝紫色），肺动脉（蓝色）起源于左心室（肉红色），图中可见一支动脉导管（绿色）连接肺动脉（蓝色）和主动脉（红色）

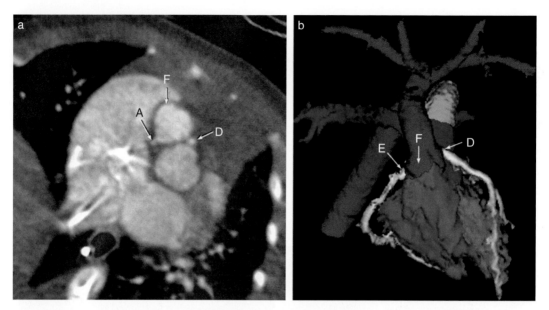

图 7.16 一例大动脉转位（右转位）患者的心脏 CT 轴位 MIP（a）和彩色编码 3D 图像（b）。显示右冠状动脉（E）起源于无冠窦，左冠状动脉（D）起源于左冠窦，注意右冠窦内（F）没有冠状动脉发出

图 7.17 3 幅对比增强心脏 CT 轴位图（a-c）及 3D 重建图像（d）。显示形态学左心室（G）位于右侧，心室壁相对平滑；形态学右心室（F）位于左侧，其心室壁特征为有小梁和隔缘肉柱（L）。主动脉（A）起源于形态学右心室，位于肺动脉（B）的左前方，后者起源于形态学左心室。右肺动脉（E）、左肺动脉（D）及上腔静脉（C）均可在轴位图上显示。3D 重建图像显示了一处室间隔缺损（H），它可存在于 60%~70% 的完全性大动脉转位（左转位）中

完全性大动脉转位（左转位）

在完全性大动脉转位（左转位，L-TGA）中，大血管和心室倒置，房室和心室大血管连接顺序不一致。右心血流的流经途径如下：上/下腔静脉→右心房→二尖瓣→形态学左心室（位于右侧）→肺循环。左心血流的流经途径如下：肺静脉→左心房→三尖瓣→形态学右心室（位于左侧）→体循环。如果没有合并其他心脏畸形（1% 的病例），则可称为先天性矫正型大动脉转位。最常伴发的畸形有室间隔缺损（60%~70%）和左心室流出道梗阻（30%~50%）。胸片往往提示左心缘变直。见图 7.17。

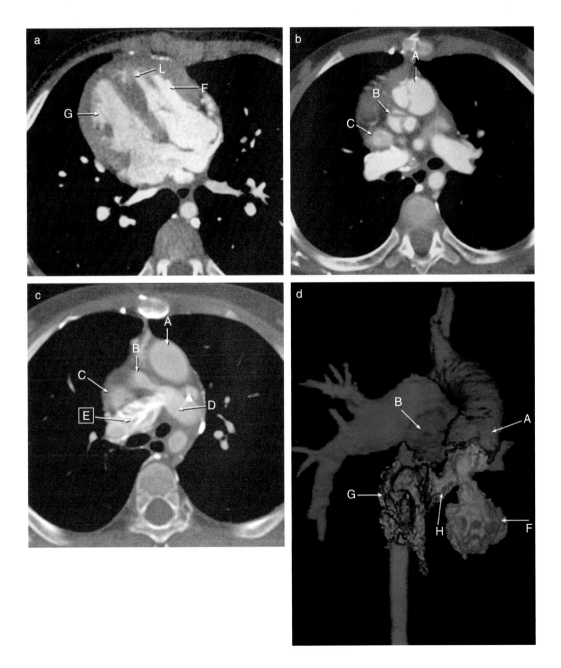

右心室双出口

在右心室双出口中，主动脉和肺动脉完全或大部分起源于形态学右心室。该类畸形往往是复杂先天性心脏病的一部分。根据大动脉和室间隔缺损的位置，可分为 16 种类型，其中最常见的是主动脉下室间隔缺损合并位置正常的大动脉。胸片的表现取决于病变的生理学变化。右心室双出口的患者有心脏轻度增大及肺血管减少，与法洛四联症的表现相似。见图 7.18。

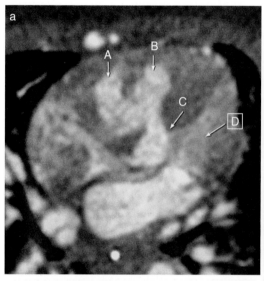
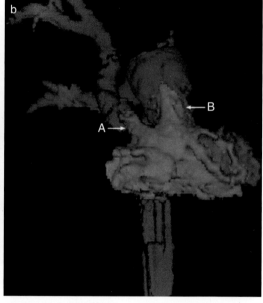

图 7.18 心脏 CT 轴位 MIP（a）及彩色编码 3D 重建图像的正面观（b）。显示主动脉流出道（A）位于主肺动脉流出道的右侧（B），它们均起源于右心室（蓝紫色），室间隔缺损（C）连接了右心室和左心室（D）

图 7.19 心脏 CTA 的彩色编码 3D 模型的侧位（a）和斜位（c）投影，以及矢状位（b）和轴位（d）MIP 图像。显示主动脉弓横部近左锁骨下动脉的严重弓发育不良型主动脉狭窄（A），注意降主动脉（B）由一动脉导管（绿色）供应血流，升主动脉（C）有一定程度的发育不良，右冠状动脉（D）发自右冠窦，右心室（G）和左心室（F）之间有较大的室间隔缺损（E）。另可见一继发孔型房间隔缺损（H，心脏）。该患者有心力衰竭，可见心脏严重扩大并有双侧肺水肿（H，肺部）

主动脉缩窄

发育不良型主动脉缩窄

发育不良型主动脉缩窄又称为导管前型或婴儿型主动脉缩窄。患儿出生后没有时间建立良好的侧支循环，当动脉导管关闭后，在严重的主动脉缩窄病例中，患儿往往表现为心力衰竭。当肥厚的心室可克服狭窄的阻力时，心脏大小为正常。见图 7.19。

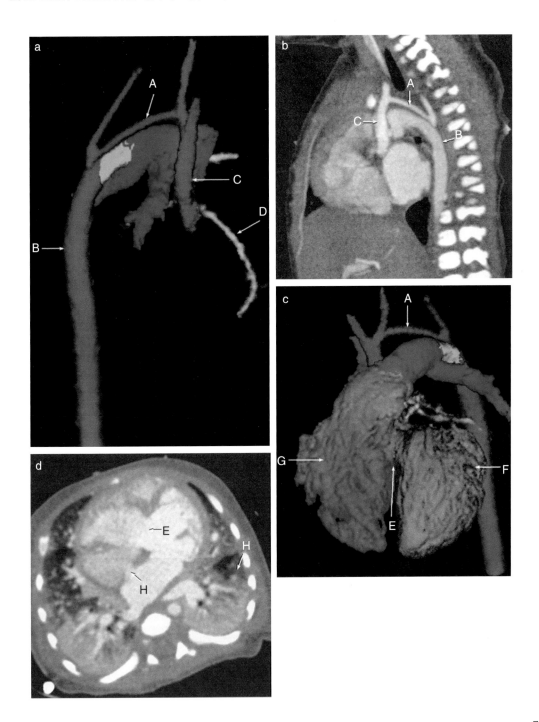

局灶型主动脉缩窄

在局灶型主动脉缩窄中，降主动脉处可有位于导管前、导管旁或导管后的局部梗阻，这一情况往往多见于年长的儿童和青少年中。侧支循环多见。胸片显示正常的心脏大小、肺血管影及降主动脉的狭窄后扩张。在 X 线片上，该形态呈现为"3"字征。在有较大侧支血管的部位可见肋骨切迹。见图 7.20。

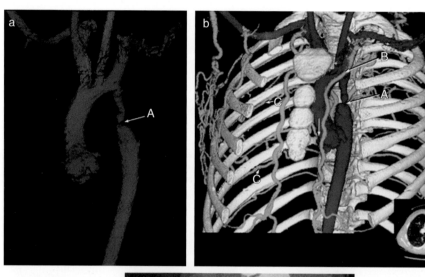

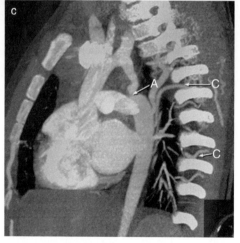

图 7.20 心脏 CT 的彩色编码 3D 图像（a、b）和矢状位 MIP 图像（c）。显示降主动脉的一处局部狭窄（A），伴有包括胸廓内动脉（B）和肋间动脉（C）的许多扩张的侧支血管形成

肺动脉闭锁

肺动脉闭锁的特征为发育异常的闭锁肺动脉瓣。动脉导管或侧支循环为肺血管必不可少的供血来源。患者可有右心室发育不良及冠状动脉异常。

肺动脉闭锁可伴或不伴室间隔缺损，合并室间隔缺损可被认为是法洛四联症的最严重的类型。影像学提示心脏增大及正常的肺血管。

室间隔完整的肺动脉闭锁合并右心室发育不良

在室间隔完整的肺动脉闭锁合并右心室发育不良的患者中，右心室可严重发育不良，通常可有冠状动脉瘘（窦状隙）存在。动脉导管未闭和房间隔缺损或卵圆孔未闭为生存所必需。见图 7.21。

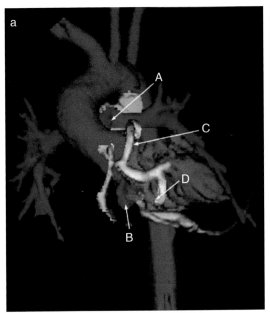
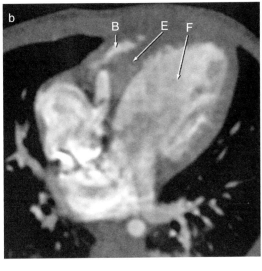

图 7.21　心脏 CT 的彩色编码 3D 正位图像（a）和轴位图像（b）。显示了右肺动脉和左肺动脉（蓝色），由于长段的肺动脉闭锁（A），它们之间和发育不良的右心室（B）之间没有直接的连接。左冠状动脉扩张（C）并与右心室形成冠状动脉瘘（D）。注意完整的室间隔（E）及扩张的左心室（F）

合并室间隔缺损的肺动脉闭锁（1型）

在 1 型合并室间隔缺损的肺动脉闭锁病例中，肺动脉的绝大部分血流由动脉导管供应，另外也存在一些小的侧支血管作为肺血来源。动脉导管的关闭可危及生命。见图 7.22。

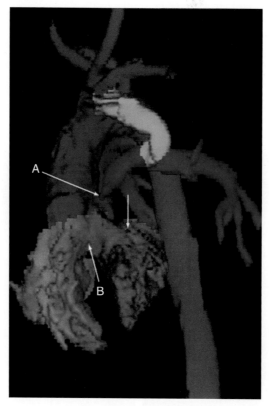

图 7.22 心脏 CT 的彩色编码 3D 图像。显示一处室间隔缺损（B）连接了左心室（箭头）和右心室（蓝紫色），可见严重的肺动脉狭窄（A）。肺动脉的血流来源为动脉导管（绿色），未见其他明显的侧支血管

合并室间隔缺损的的肺动脉闭锁（2型）

在 2 型合并室间隔缺损的肺动脉闭锁中，肺内来自肺动脉的血流和主 - 肺侧支血管的血流大致相等。可能存在动脉导管未闭。肺动脉较正常肺动脉小。见图 7.23。

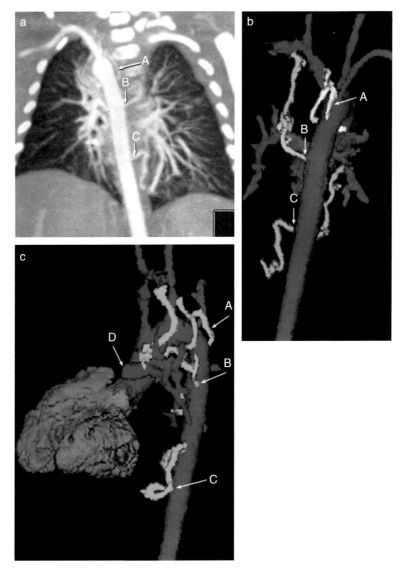

图 7.23　心脏 CT 冠状位 MIP（a）及彩色编码 3D 图像的正面观（b）和侧面观（c）。显示多处体 - 肺动脉侧支血管（A、B 和 C），它们为肺血管的血流来源。主肺动脉和右心室之间的闭锁段未能显示（D）。两侧的肺动脉仅有轻度发育不良

合并室间隔缺损的肺动脉闭锁（3 型）

在 3 型合并室间隔缺损的肺动脉闭锁中，绝大多数的肺血流来源于体 – 肺侧支循环。肺动脉严重发育不良，通常难以辨别。见图 7.24。

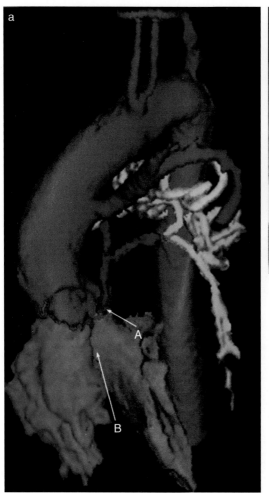

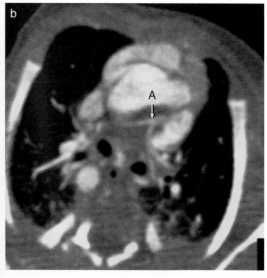

图 7.24 心脏 CT 的彩色编码 3D 图像（a）及轴位对比增强图像（b）。显示了近端节段明显发育不良的肺动脉（A，蓝色），向肺部提供血流的是多条必不可少的侧支（绿色，黄色）及一处室间隔缺损（B）

主动脉弓离断

主动脉弓离断指主动脉弓部分管腔的不存在或不连续。根据离断的部位，可将主动脉弓离断分为以下类型：发生在左锁骨下动脉远端（A型），发生在左颈总动脉和左锁骨下动脉之间（B型），或发生在无名动脉和左颈总动脉之间（C型）。动脉导管为下肢和腹腔器官的供血来源。主动脉弓离断往往合并室间隔缺损。

主动脉弓离断（A型）

A型主动脉弓离断的部位为左锁骨下动脉和降主动脉之间。严重的主动脉缩窄有时可被误认为该类型主动脉弓离断。见图7.25。

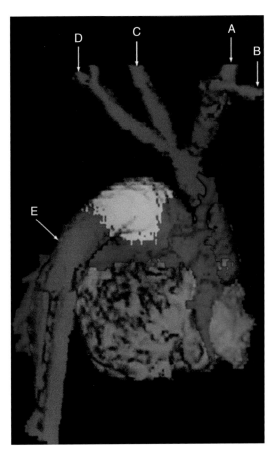

图7.25 心脏 CT 的彩色编码 3D 图像。显示了左锁骨下动脉（D）远端主动脉弓的离断，降主动脉由一粗大的动脉导管（绿色）供血；还显示了右颈总动脉（A）、右锁骨下动脉（B）和左颈总动脉（C）。注意降主动脉（E）的血流来源于动脉导管（绿色）

主动脉弓离断（B 型）

B 型主动脉弓离断部位为左颈总动脉远端和左锁骨下动脉近端之间。该型的主动脉弓离断最为常见。见图 7.26。

主动脉弓离断（C 型）

C 型主动脉弓离断部位为头臂干和左颈总动脉之间。该型的主动脉弓离断最为少见。见图 7.27。

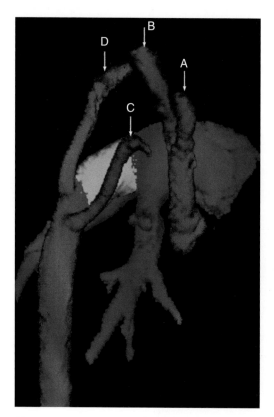

图 7.26　心脏 CT 的彩色编码 3D 图像。显示了左颈总动脉（B）和左锁骨下动脉（D）之间的 B 型主动脉弓离断，还显示了右颈总动脉（A）及迷走右锁骨下动脉（C）。注意降主动脉和双侧的锁骨下动脉（D、C）由动脉导管（绿色）供血

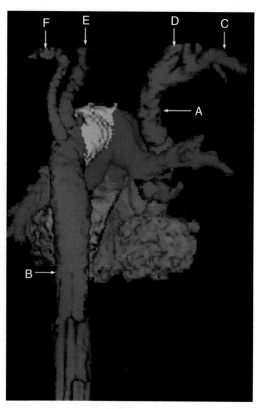

图 7.27　心脏 CT 的彩色编码 3D 图像。显示了无名动脉（A）和左颈总动脉（E）之间的 C 型主动脉弓离断，还显示了左锁骨下动脉（F）、右锁骨下动脉（C）和右颈总动脉（D）。注意动脉导管（绿色）发出了胸主动脉（B）

动脉干

共同动脉干

在共同动脉干中，自心脏发出一根单独的大动脉干，主动脉、肺动脉和冠状动脉均由此大动脉干发出。在30%~40%的病例中合并右位主动脉弓。

在共同动脉干的瓣膜下存在一高位室间隔缺损。影像学提示心脏增大、肺血管影增多、纵隔变窄及右位主动脉弓。如不治疗，共同动脉干可导致顽固的心力衰竭。对该畸形的分型可参考Van Praagh和Collette & Edwards的分型标准。见图7.28。

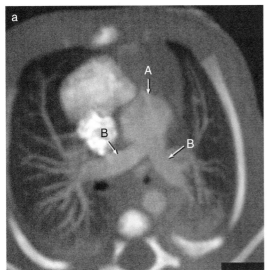
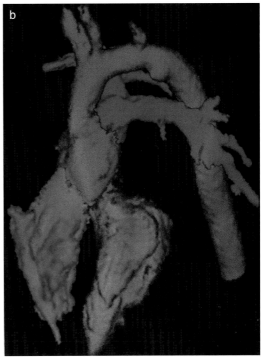

图 7.28　心脏CT轴位MIP（a）和彩色编码3D图像的侧面观（b）。显示共同动脉干（A）发出了右肺动脉、左肺动脉（B，蓝色）及主动脉（红色）

半共同动脉干

在半共同动脉干中，一侧肺动脉起源于主动脉，另一侧肺动脉为主肺动脉的延续。左向右的大量分流可导致心力衰竭。胸片可显示肺血管影增多及心脏增大。见图 7.29。

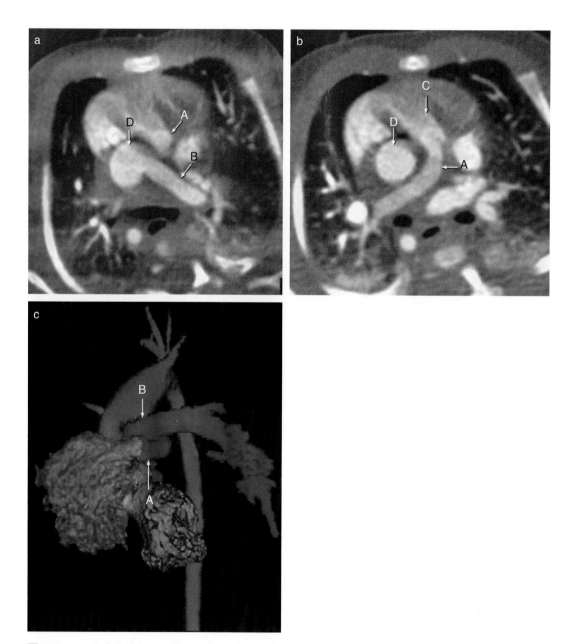

图 7.29 心脏对比增强 CT 轴位图（a、b）和彩色编码 3D 图像的正面观（c）。显示右心室流出道（C）发出了右肺动脉（A），左肺动脉（B）起源于升主动脉（D，红色）。以上的一侧肺动脉由主动脉发出的病变被称为半共同动脉干

假性动脉干

假性动脉干为法洛四联症或肺动脉闭锁的严重类型，其中肺的血流绝大部分来源于主 – 肺动脉侧支血管。除侧支血管外，还可观察到法洛四联症的典型表现：室间隔缺损、右心室肥厚、主动脉骑跨及肺动脉狭窄。见图 7.30。

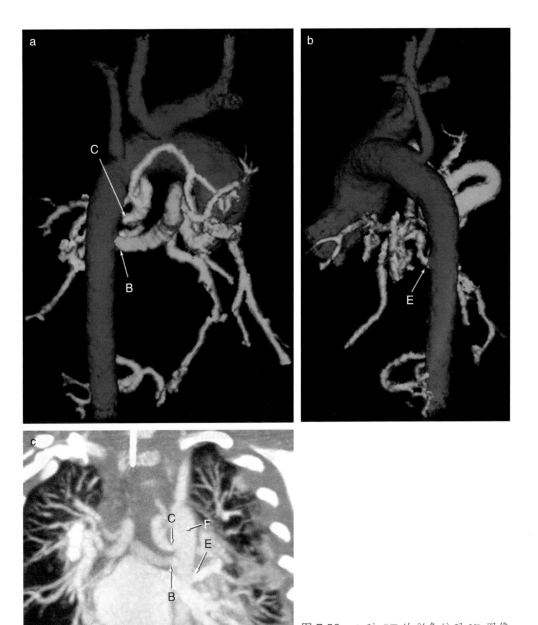

图 7.30 心脏 CT 的彩色编码 3D 图像（a、b）和冠状位 MIP（c）。显示肺动脉缺失，所有的肺血流均由从降主动脉发出的多个侧支血管（B、C、E 和 F）供应

主 – 肺动脉窗

主 – 肺动脉窗的形成原因是圆锥动脉嵴未能完全融合。与共同动脉干不同，该类畸形的肺动脉瓣、主动脉瓣和其近端的主动脉流出道和肺动脉流出道均为正常。胸片可显示心脏增大、肺血管影增多。根据病变范围的大小可有不同程度的临床表现。见图 7.31。

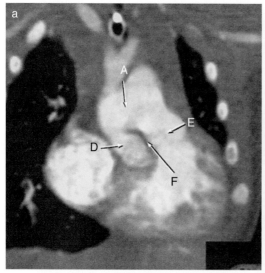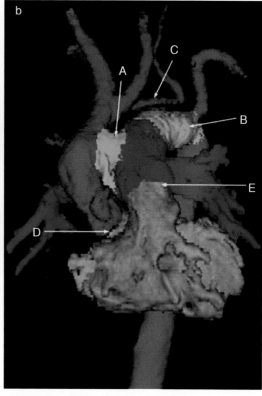

图 7.31　心脏 CT 冠状位 MIP 图像（a）和彩色编码 3D 图像（b）。显示主 – 肺动脉窗（A）位于主动脉和主肺动脉之间，肺动脉瓣（E）和主动脉瓣（D）的瓣膜正常，还显示了动脉导管（B）和左颈总动脉（C）远端的主动脉弓离断。注意肺动脉和主动脉近心端之间正常的分隔（F）

8

冠状动脉的评估

Randy Ray Richardson   Todd Chapman

评估冠状动脉时应考虑以下几点：

1. 应评估冠状动脉的起源、数目、走行和终止。外科医生应该在手术之前做好准备，清楚冠状动脉的异常走行，特别是冠状动脉穿行流出道前方的情况。

2. 冠状动脉很少起源于肺动脉，如左冠状动脉异常起源于肺动脉（ALCAPA）。

3. 新生儿冠状动脉管径增大可能提示与低压系统之间存在管状连接，如右心室、心房或肺动脉。

R. R. Richardson, MD (✉)
Department of Radiology,
St. Joseph's Hospital and Medical Center,
Creighton University School of Medicine,
West Thomas Rd 350, 85013 Phoenix, AZ, USA
e-mail: randy.richardson2@chw.edu,
randy.richardson2@dignityhealth.org

T. Chapman, MD
Radiology Residency Program,
St. Joseph's Hospital and Medical Center,
Phoenix, AZ, USA

R.R. Richardson, *Atlas of Pediatric Cardiac CTA*,
DOI 10.1007/978-1-4614-0088-2_8, © Springer Science+Business Media New York 2013

正常冠状动脉解剖（图 8.1）

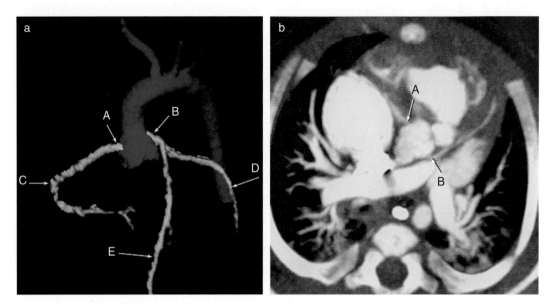

图 8.1　来自患者正常解剖结构的彩色编码 3D 图像（a）和轴位 MIP 图像（b）。右冠状动脉（C）通常起源于右冠窦（A），左冠状动脉（B）通常起源位于左冠窦。左冠状动脉分为旋支（D）和左前降支（E）

左冠状动脉异常起源于肺动脉

左冠状动脉异常起源于肺动脉（ALCAPA）是一种冠状动脉的异常，其中左冠状动脉来源于肺动脉（图8.2），导致心肌缺血和梗死、左心室功能差及二尖瓣关闭不全。心肌缺血通常是窃血现象的结果，因为血液通过异常的冠状动脉从心脏分流到低压的肺动脉系统（图8.3）。ALCAPA患者在婴儿期常出现非特异性症状，如烦躁不安、喘鸣和体格发育滞后。诊断通常是通过超声心动图进行的，疑难病例可应用心脏CTA明确。检查可发现包括左心室功能下降、冠状

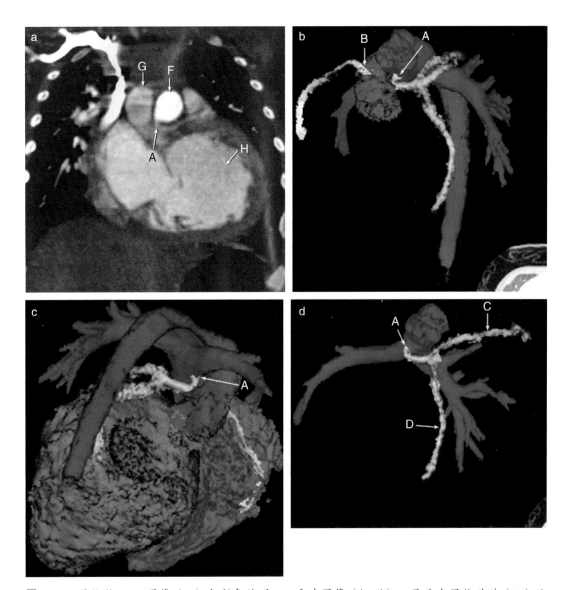

图 8.2　冠状位 MIP 图像（a）和彩色编码 3D 重建图像（b–d）。显示左冠状动脉（A）从肺动脉（F，蓝色）发出，而后正常分支成左前降支（C）和旋支（D）；右冠状动脉（B）正常起源于主动脉（G，红色）。注意扩张的左心室（H）

动脉的异常起源，以及潜在、增大的侧支血管。ALCAPA 可能是一个孤立的存在，也可能合并其他先天性心脏异常。

手术治疗包括将左冠状动脉直接移植至主动脉或建立旁路。

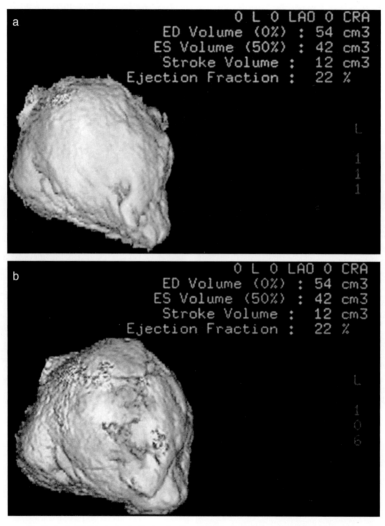

图 8.3 ALCAPA 患者容积分析的收缩末期（a）和舒张末期（b）图像。显示射血分数显著下降至 22%，左心室极度扩张。心力衰竭由窃血现象发展而来，由于异位的冠状动脉从心脏窃血，异常引流到低压的肺动脉

右冠状动脉异常起源于肺动脉

右冠状动脉异常起源于肺动脉（ARCAPA）是一种罕见的冠状动脉起源异常，其中右冠状动脉起源于肺动脉（图8.4）。正如ALCAPA一样，患者可能会出现各种非特异性的症状和体征，例如心力衰竭、心绞痛和心肌梗死。心脏CTA可用于明确动脉的异常起源。冠状动脉异常可以是孤立的存在，也可能与其他异常并存。辨认相关的缺陷对于手术计划至关重要。外科手术包括将冠状动脉直接移植至主动脉或旁路移植。

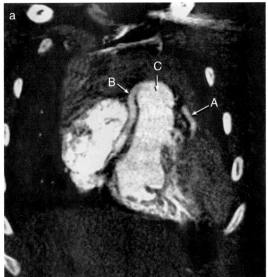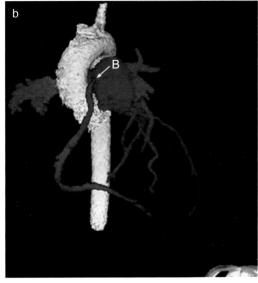

图8.4 心脏CTA扫描的冠状位图像（a）。显示右冠状动脉（B）从肺动脉（C）发出，同时可见正常起源于主动脉的左冠状动脉（A）。彩色编码的3D模型（b）也显示了右冠状动脉（B）起源于肺动脉（蓝色）

动脉间（凶险）左冠状动脉

动脉间左冠状动脉是指左冠状动脉或左前降支异常起源于主动脉的右冠窦（或右冠状动脉），并在主动脉及肺动脉之间穿行（动脉间走行）（图 8.5）。剧烈的体育锻炼会使患者面临心肌缺血或猝死的危险。发病率和死亡率增加的潜在原因包括冠状动脉受压或痉挛，动脉起源处的裂隙样开口、成锐角的开口以及主动脉壁内走行的近端动脉。对比增强 CT 是评估冠状动脉走行的最佳影像学手段。治疗手段包括冠状动脉旁路移植（搭桥术）或将冠状动脉转移至主动脉左冠窦。

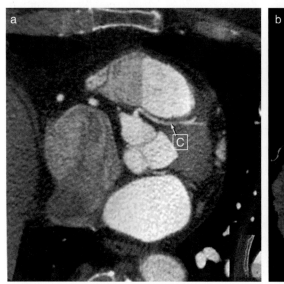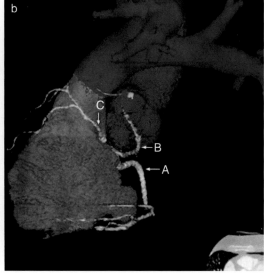

图 8.5　冠状动脉轴位（a）和 3D 彩色 CTA（b）图像。显示冠状动脉左前降支（C）从主动脉右冠窦发出，在主动脉（红色）和肺动脉（蓝色）之间穿行；旋支（B）异常，走行呈回旋状，由右冠状动脉（A）发出

动脉间（凶险）右冠状动脉

动脉间右冠状动脉是一种发育异常，其中右冠状动脉起源于主动脉左冠窦，并穿行于主动脉和肺动脉之间（图8.6）。右冠状动脉也可起源于左冠状动脉或窦管交界之上。患者有猝死的风险，往往因为运动而诱发。发病率和死亡率增加的潜在原因包括裂隙样开口、动脉起源处成锐角及主动脉和肺动脉之间血管的压迫。心脏CTA是评估冠状动脉解剖结构的最佳成像方式。

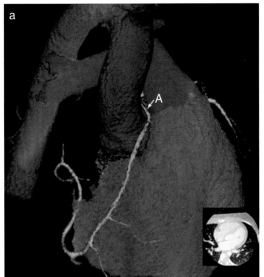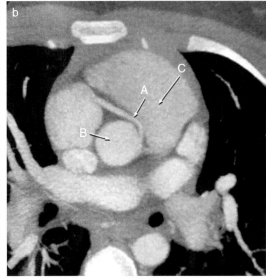

图 8.6 彩色编码 3D（a）和心脏轴位 CTA（b）图像。显示了从主动脉左冠窦发出的右冠状动脉（A）穿行在主动脉（B，红色）和肺动脉（蓝色）之间，同时观察到右心室（C）压迫右冠状动脉（A）

肺前右冠状动脉

肺前右冠状动脉是一种异常现象，其中右冠状动脉走行于肺动脉之前。这与右冠状动脉异常起源有关，右冠状动脉可起源于主动脉左冠窦或左主冠状动脉。重要的一点是，要发现此异常并警示外科医生，以避免在心脏手术期间切断该血管。对于法洛四联症或右心室流出道狭窄的患者尤其如此，因其可能累及右冠状动脉。见图 8.7。

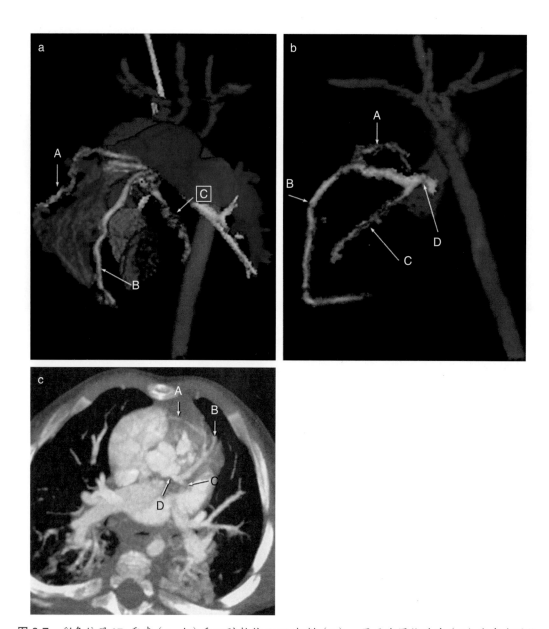

图 8.7　彩色编码 3D 重建（a、b）和心脏轴位 CTA 扫描（c）。显示右冠状动脉（A）发自左冠状动脉（D）并在肺动脉前走行（蓝色）。若外科医生不知晓该异常，则存在心脏手术期间右冠状动脉被切断的风险。同时可见左前降支（B）和旋支（C）

冠状动脉瘘

冠状动脉瘘是冠状动脉与心腔（冠状动脉心腔瘘）或肺循环与体循环的任何部分（冠状动脉瘘）之间的异常连接。冠状动脉绕过心肌毛细血管床直接与这些结构相交通，可以与肺动脉、冠状窦、心房或心室相连接（图8.8至图8.10）。通常会有数条曲折而扩张的滋养血管。大多数瘘很小，没有症状；但较大的瘘可能需要手术干预。

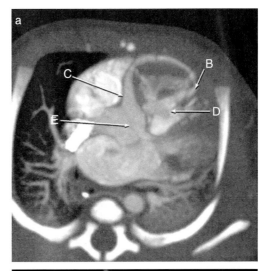

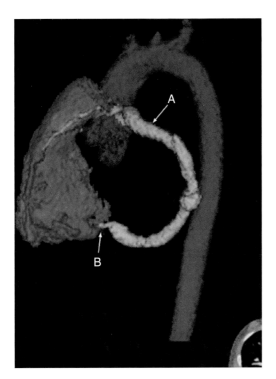

图8.8 彩色编码的3D重建显示左冠状动脉（A）和右心室（蓝紫色）之间的冠状动脉瘘（B）

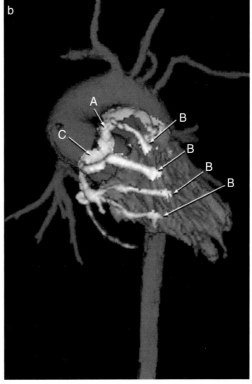

图8.9 冠状动脉轴位CTA（a）和彩色编码3D重建（b）图像。显示正常发自主动脉（E）的右冠状动脉（C），以及与右心室（D，蓝紫色）形成的多条冠状动脉瘘（B）。3D重建时，还发现左冠状动脉（A）的一条分支与右心室形成瘘口

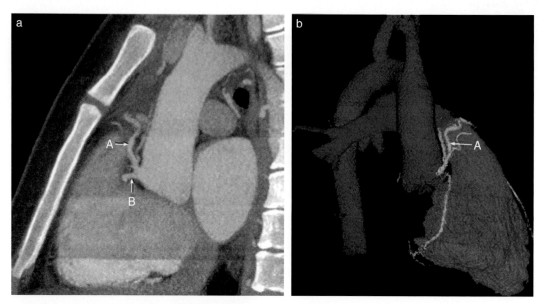

图 8.10 冠状动脉矢状位 CTA（a）和彩色编码的 3D 重建（b）图像。显示右冠状动脉（B）的分支（A，绿色）与肺动脉（蓝色）形成瘘

9

肺部和气道的评估

Randy Ray Richardson   Nhi Huynh

肺部和气道的评估应注意如下几点。

1. 先天性心脏病患者更易合并先天性气道发育异常。先天性气道狭窄及双侧支气管左侧异构或右侧异构常见于无脾或多脾综合征。

2. 特别注意寻找右上叶支气管，当出现气管化时亦称猪支气管，尤其是对于长期右肺上叶不张的患者。

3. 气管支气管软化在先天性心脏病患者中很常见。在 CT 影像上气道可表现为狭窄的马蹄状。

4. 在患有复杂先天性心脏病的患者中，外源性气道压迫很常见。应排查是否存在先天性血管环、肺动脉吊带或异常扩张的结构压迫气道。

R. R. Richardson, MD (✉)
Department of Radiology,
St. Joseph's Hospital and Medical Center,
Creighton University School of Medicine,
West Thomas Rd 350, 85013
Phoenix, AZ, USA
e-mail: randy.richardson2@chw.edu,
randy.richardson2@dignityhealth.org

N. Huynh, MD
Radiology Residency Program,
St. Joseph's Hospital and Medical Center,
Phoenix, AZ, USA

R.R. Richardson, *Atlas of Pediatric Cardiac CTA*,
DOI 10.1007/978-1-4614-0088-2_9 © Springer Science+Business Media New York 2013

正常解剖

正常情况下，右侧主支气管走行于右肺动脉的后方，且稍高于右肺动脉水平，称为动脉上支气管；相比左侧，右上叶支气管分支更靠近端。左主支气管走行于左肺动脉下方，称为动脉下支气管。见图9.1。

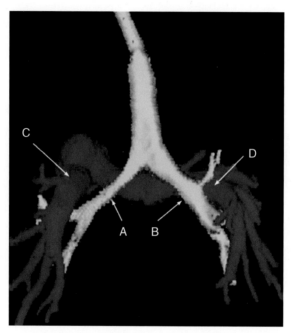

图 9.1 心脏 CTA 检查的后位投影显示了典型的狭长左主支气管（A），因左主肺动脉（C）搭在近端左主支气管（A）之上，被称为动脉下支气管。右主支气管（B）较短，起始部近段即发出上叶支气管。因右主支气管（B）位于右肺动脉（D）水平的上方，被称为动脉上支气管

气管化支气管（猪支气管）

气管化支气管，亦称猪支气管，是解剖上的变异，指上叶支气管（通常为右侧）起源于隆嵴上方。存在两种类型：异位支气管和额外支气管，可引起持续或反复发生的右上叶肺炎。见图9.2。

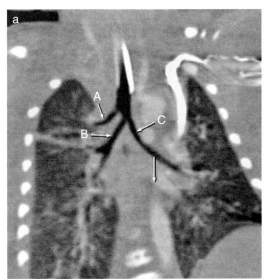 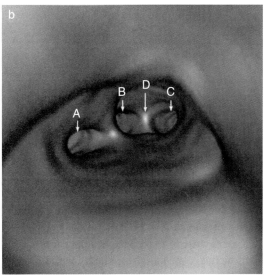

图9.2　冠状位图像（a）和虚拟支气管镜检查。箭头所示为降主动脉。图b显示右上叶支气管（A）发自隆嵴（D）上方的气管。同时显示了右支气管（B）和左主支气管（C）

肺动脉扩张压迫气道

肺动脉扩张可能是先天性心脏病婴幼儿气道受压的常见原因。肺动脉扩张常见于先天性肺动脉瓣缺失的患者，在各类法洛四联症患者中也可观察到。见图9.3。

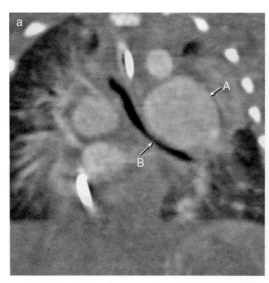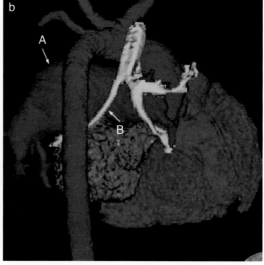

图9.3 增强的冠状位（a）和后位投影彩色编码3D图像（b）。显示了左主肺动脉扩张（A），出现占位效应，导致相邻的左主支气管中度狭窄（B）

气管支气管软化

气管支气管软化是一种气管支气管软骨发育异常，导致柔韧性异常增加和间歇性气道塌陷。荧光检查或内镜检查等动态检查，可显示气道口径的特征性变化。气管支气管软化可能是原发性的，也可能是继发性的。见图 9.4。

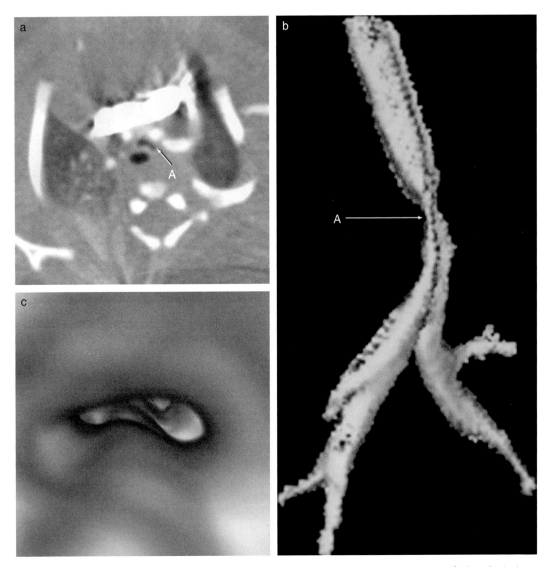

图 9.4　增强的轴位 CT 扫描（a）、侧位投影彩色编码 3D 重建（b）及虚拟支气管镜检查（c）。显示气管中段区域狭窄（A），符合气管支气管软化的表现。注意气管的马蹄样（A）特征性改变，这是气管支气管软化患者的典型 CT 表现

双主动脉弓

双主动脉弓是指胚胎发育时左、右第 4 主动脉弓持续存在。双弓分别向前和向后包绕气管及食管并对其造成压迫。

手术方式取决于右弓还是左弓占主导地位，右弓占主导更为常见。双主动脉弓是最常见的症状性血管异常，其形成了一个真正完整的血管环。见图 9.5。

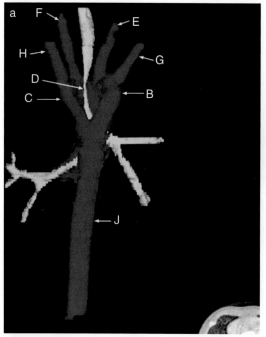

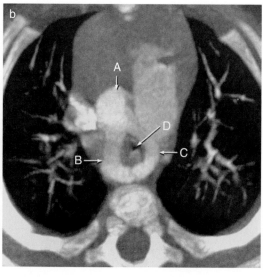

图 9.5　后位投影彩色编码 3D 重建（a）和增强 CT 轴位图像（b）。显示了由升主动脉（A）发出的右主动脉弓（B）和左主动脉弓（C）形成的血管环对气管的压迫（D），它们再次汇合形成降主动脉（J）。大血管对称分支，右、左主动脉弓分别发出右颈动脉（E）和左颈动脉（F），以及右锁骨下动脉（G）和左锁骨下动脉（H）

肺动脉吊带

肺动脉吊带是指左肺动脉异常起源于右肺动脉，然后再环绕气管及近端主支气管，常导致严重的气道受压。异常的左肺动脉在从右胸进入左胸的过程中穿行于气管与食管之间；这与迷走左、右锁骨下动脉不同，后者通常走行在食管后方。气道受压通常呈非对称性，并可因气陷导致一侧肺过度充气。侧位食管造影检查显示位于气管后及食管前压痕的特殊影像，肺动脉吊带不是真正的完整的血管环。见图9.6。

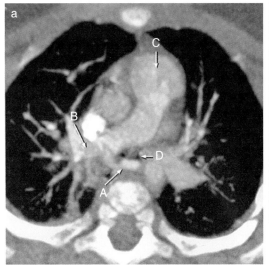
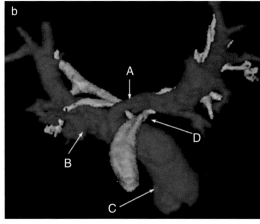

图 9.6 心脏 CTA 的轴位图像（a）伴正位投影（b）和上位投影（c）彩色编码 3D 图像。显示肺动脉吊带患者的严重气道受压（D），可见左肺动脉（A）源自右肺动脉（B），然后围绕气管周围向左形成悬吊，主肺动脉（C）位于正常位置

右位主动脉弓伴迷走左锁骨下动脉

当动脉导管异常起源于左锁骨下动脉时，右位主动脉弓伴迷走左锁骨下动脉（RAA-ALSCA）就形成了真正完整的血管环。在这种情况下，右位的主动脉弓（右）、迷走锁骨下动脉（后）、肺动脉（前）及动脉导管（左）在气管和食管周围形成一个完整的血管环。患者最常表现为气管狭窄及喘鸣，且随着时间的推移，症状可能越来越明显。见图9.7。

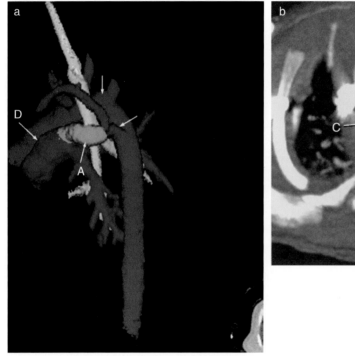
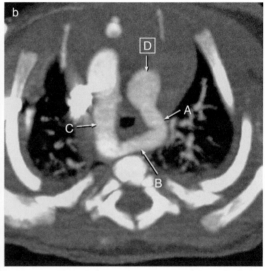

图 9.7 心脏 CTA 彩色编码 3D 重建（a）及轴位 CT 图像（b）。显示了右位主动脉弓（C）伴迷走左锁骨下动脉（B）。动脉导管（A）源自主肺动脉（D），构成了环绕气管（黄色）及食管的完整性血管环

右位主动脉弓伴迷走左锁骨下动脉及 Kommerell 憩室

右位主动脉弓伴迷走左锁骨下动脉常与 Kommerell 憩室并存，该憩室被看作右位主动脉弓降部迷走锁骨下动脉起始部的局灶性扩张。在左位主动脉弓伴迷走右锁骨下动脉的患者中也可能存在 Kommerell 憩室，但不太常见。见图 9.8。

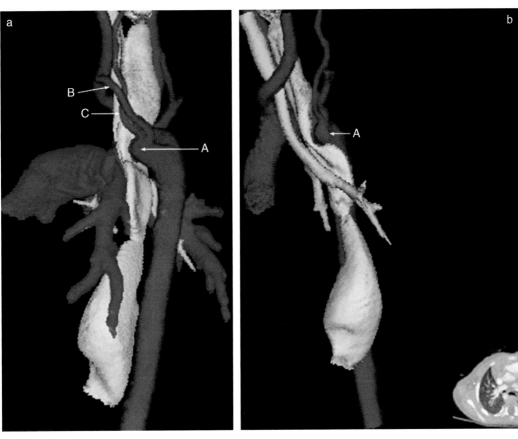

图 9.8 心脏 CTA 彩色编码 3D 重建。显示右位主动脉弓伴迷走左锁骨下动脉（B）及椎动脉（C）引起的轻度气道压迫，也可观察到大 Kommerell 憩室（A）压迫食管（绿色）和气管（黄色）的轮廓

10

内脏位置的评估

Randy Ray Richardson   *Nhi Huynh*

对于内脏位置的评估，应考虑以下几点。

1.对每个患者都应该指出其是内脏正位（正常）、内脏反位（颠倒）还是内脏不定位（不能确定）。

2.内脏位置的评估应考虑肝脏、胃、脾、右心耳、下腔静脉和心脏的位置。另外，气管支气管树的解剖、左右主支气管和左右肺动脉的关系是重要的解剖标志。

3.正常的心脏为"左位心"（位于左侧胸部），心尖指向左侧；当心脏位于胸部右侧时则为右位心，此时心尖可能指向右侧或左侧；当心脏位于胸部中线时为中位心，此时心尖指向下或难以区分方向。

4.当上述解剖结构都位于正常位置时，称为"内脏正位"；当解剖结构都颠倒时，称为"内脏反位"；而当解剖结构包含上述两种情况时，称为"内脏不定位"。

5.内脏不定位有时可以作为无脾和多脾综合征的标志。

R. R. Richardson, MD (✉)
Department of Radiology,
St. Joseph's Hospital and Medical Center,
Creighton University School of Medicine,
West Thomas Rd 350, 85013 Phoenix, AZ, USA
e-mail: randy.richardson2@chw.edu,
randy.richardson2@dignityhealth.org

N. Huynh, MD
Radiology Residency Program,
St. Joseph's Hospital and Medical Center,
Phoenix, AZ, USA

R.R. Richardson, *Atlas of Pediatric Cardiac CTA*,
DOI 10.1007/978-1-4614-0088-2_10, © Springer Science+Business Media New York 2013

正常解剖（内脏正位，图 10.1）

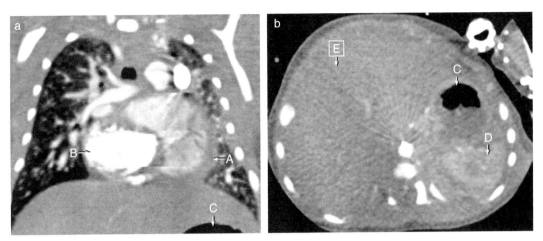

图 10.1　心脏 CTA 的冠状位（a）和轴位图像（b）。显示了内脏正位的特点：脾脏（D）和胃（C）位于左侧，心尖（A）朝向左；右心房（B）位于右侧，肝脏（E）位于右侧

多脾型内脏异位

多脾型内脏异位的患者通常有多个脾脏；肺静脉异位引流，通常是部分性而非完全性；双上腔静脉；左心耳异构；双侧动脉下支气管伴双侧两叶肺；下腔静脉与奇静脉延续。见图 10.2、图 10.3。

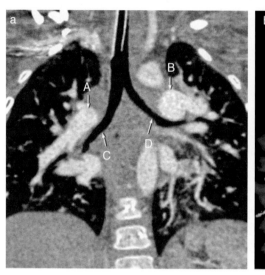
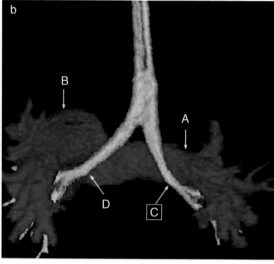

图 10.2 增强的冠状位（a）和后位投影彩色编码 3D 图像（b）。显示左支气管（D）和右支气管（C）分别位于左肺动脉（B）和右肺动脉（A）下方，这是一名多脾型内脏异位患者，其两侧的气管均为左气管支气管样分支（双侧动脉下支气管）。双侧支气管（C、D）都如左侧支气管形态一样细长

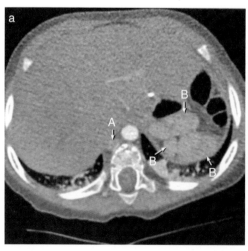
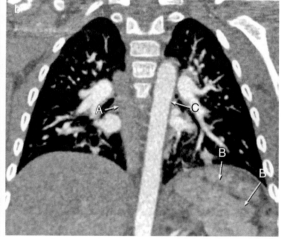

图 10.3 心脏 CTA 扫描的轴位（a）和冠状位（b）图像。显示多脾型内脏异位患者的多个脾脏（B）和扩张的奇静脉（A），同时可见降主动脉（C）位于扩张的奇静脉的左侧

无脾型内脏异位

无脾型内脏异位是一种复杂先天性心脏病，通常包括双侧上腔静脉、心耳的右位异构、双侧的右气管支气管样分支，合并肺静脉异位引流。见图 10.4 至图 10.6。

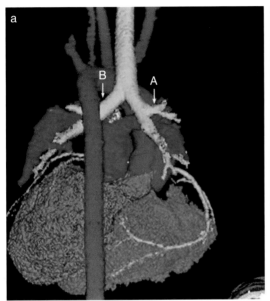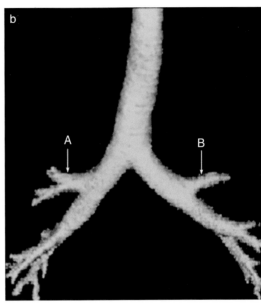

图 10.4　心脏 CTA 后位（a）和前位（b）彩色编码 3D 图像。在左、右主肺动脉（蓝色）以上分出各级支气管，且支气管主干（A、B）的二级分支均为典型的右支气管（双侧动脉上支气管）形态，显示双侧对称的支气管（A、B）

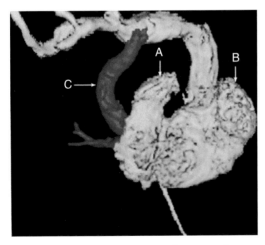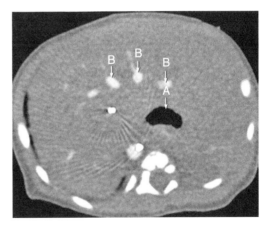

图 10.5　心脏 CTA 的正位彩色编码图像。显示双侧对称的右心房（宝石绿色）和非常对称的心耳（A、B）。因为没有左心房，肺静脉通常采取一种异常路径回流心脏，如图所示，肺静脉（紫红色）经异常的垂直静脉（C）向上引流至无名静脉（宝石绿色）

图 10.6　心脏 CTA 的轴位图像。显示"中位"肝脏和呈对称性排列的肝静脉（B），该无脾综合征型内脏异位患者为"中位"胃（A）且无脾脏

伴无脾型内脏异位的复杂先天性心脏病（图 10.7）

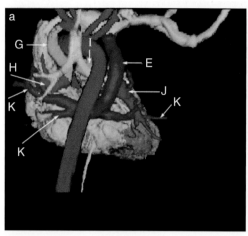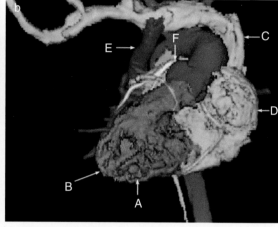

图 10.7　心脏 CTA 的后位（a）和前位（b）投影图像。显示一例无脾型内脏异位的患者，其内脏反位包括心尖（B）指向右侧、巨大的单心房（D）和左上腔静脉（C）。该复杂先天性心脏病表现为单心室（A），而主动脉（F，红色）为心脏的唯一流出道。肺动脉（H 和 J）从双侧动脉导管（G 和 I）发出。左动脉导管（G）供应左肺动脉（H），右动脉导管（I）供应右肺动脉（J）。肺静脉（K）引流至异常的垂直静脉（E），并向上引流至无名静脉（宝石绿色），形成了完全性肺静脉异位引流

11

先天性心脏病患者的手术治疗

Randy Ray Richardson   Nhi Huynh

当处理先天性心脏病时，了解有关术后分流及手术的基本术语是至关重要的。

Sano 分流

Sano 分流指利用人工管道将血液从右心室分流至主肺动脉，分流管道穿过右心室壁时变窄，从而限制了血液反流。其和 Blalock-Taussig（BT）分流均可用于左心发育不良综合征患者的 Norwood I 期手术中。见图 11.1。

改良 BT 分流

改良 BT 分流指利用人工血管 [通常为 Gore-Tex（W. L. Gore and Associates, Elkton，MD）] 将血液从锁骨下动脉或头臂干分流至同侧肺动脉。通常被作为一种姑息手术，以在进一步手术之前增加肺血流量和扩张肺动脉。改良 BT 分流与经典 BT 分流的不同之处在于后者不用人工血管。见图 11.2。

R. R. Richardson, MD (✉)
Department of Radiology,
St. Joseph's Hospital and Medical Center,
Creighton University School of Medicine,
West Thomas Rd 350, 85013 Phoenix, AZ, USA
e-mail: randy.richardson2@chw.edu,
randy.richardson2@dignityhealth.org

N. Huynh, MD
Radiology Residency Program,
St. Joseph's Hospital and Medical Center,
Phoenix, AZ, USA

R.R. Richardson, *Atlas of Pediatric Cardiac CTA*,
DOI 10.1007/978-1-4614-0088-2_11, © Springer Science+Business Media New York 2013

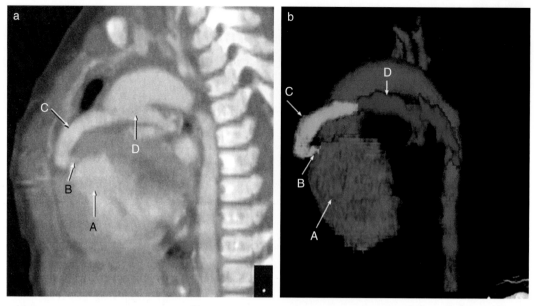

图 11.1 矢状位 MIP（a）和彩色编码 3D 图像（b）。显示了连接右心室（A）和主肺动脉（D）的 Sano 分流（C），注意管道的近端由于穿行右心室壁而形成狭窄（B）

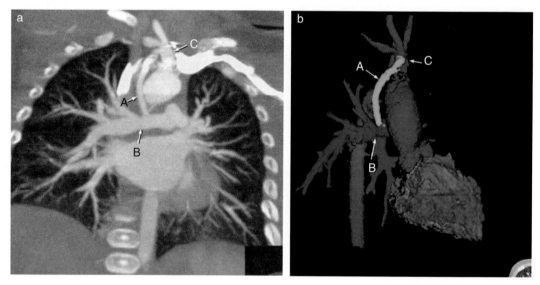

图 11.2 冠状位增强 CT（a）和彩色编码 3D 图像（b）。显示改良 BT 分流（A）连接于右头臂干（C）和右肺动脉（B）之间

Glenn 分流

Glenn 分流指将血液从上腔静脉分流到右肺动脉的血管通路，用于单心室患者的分期姑息治疗，后期需行 Fontan 手术将血液从下腔静脉引流入肺动脉。Glenn 手术患者的时机选择通常为 3~9 月龄，这时肺动脉阻力已经下降。如果存在永存左上腔静脉，则需行双侧双向 Glenn 分流。见图 11.3。

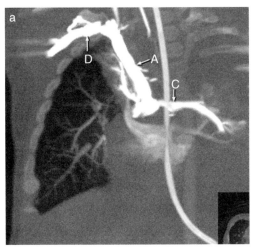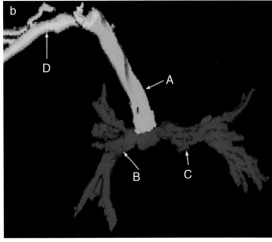

图 11.3　冠状位 MIP（a）和彩色编码 3D 图像（b）。显示 Glenn 分流将上肢血流通过上腔静脉（A）引流入右肺动脉（B），血流方向是双向的，左肺动脉（C）也有灌注。造影剂由右上肢注入，因此，右锁骨下静脉（D）也有显影

Fontan 手术

Fontan 手术指通过放置血管分流将下腔静脉血液导入肺动脉。对于单心室患者，这是建立最佳肺血供应的最终环节。外科手术可以在心房内建立隧道，将下腔静脉血引流入肺动脉，也可以在心房外以人工血管连接下腔静脉和肺动脉。见图 11.4。

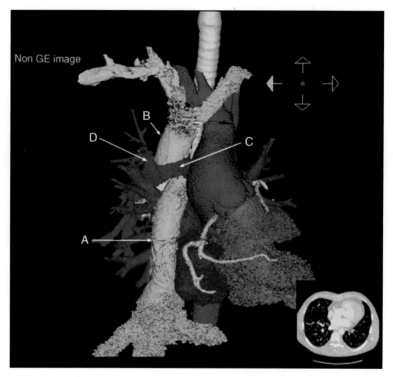

图 11.4 CTA 扫描的彩色编码 3D 图像。显示连接于下腔静脉和主肺动脉（C）的心外管道 Fontan（A），同时可见将上腔静脉血引流入右肺动脉（D）的一个 Glenn 分流（B）

杂交手术

杂交手术常用于不适宜行 Norwood I 期手术的左心发育不良患者的姑息治疗。

杂交手术中不需要体外循环，将血管支架植入动脉导管中，并行双侧肺动脉环缩以限制肺血流。见图 11.5。

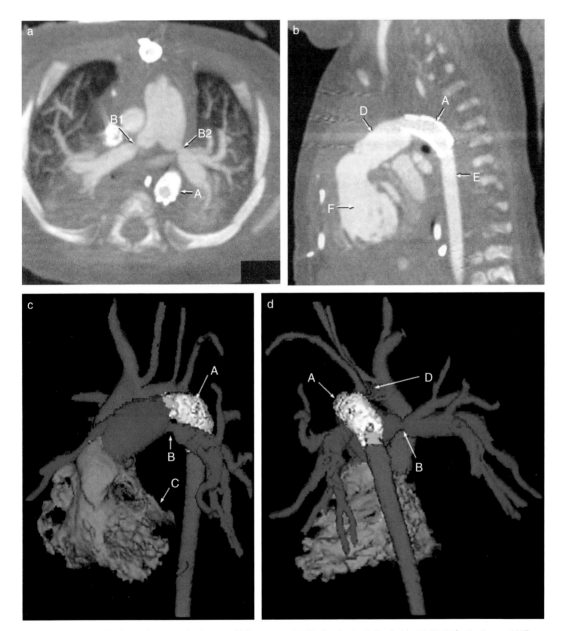

图 11.5　轴位（a）和矢状位（b）CT 影像，以及侧位（c）和后位（d）投影彩色编码 3D 图像。显示动脉导管（绿色）中的支架（A，白色）。可见动脉导管支架穿过横弓（D）和降主动脉（E）的连接，但其上的孔洞容许血流逆向灌注横弓。同时还要注意双侧肺动脉因环缩而造成的近端狭窄（B、B1、B2）。左心室（C）与右心室（F，蓝紫色）相比明显发育不良

Norwood 手术

Norwood 手术适用于单心室如左心发育不良患者的治疗，手术分三期进行。在Ⅰ期（Norwood）手术中，将主肺动脉与左、右肺动脉离断后，与升主动脉吻合形成新的主动脉。必要时，用同种异体组织加宽主动脉弓。然后建立改良 BT 或 Sano 分流，并切除房间隔。在Ⅱ期手术（Glenn 分流）中，将上腔静脉与肺动脉连接，拆除改良 BT 分流管，并用补片修补右心房上端。Ⅲ期手术（开窗Fontan）通常在 12~24 月龄进行。此时，通过管道将血液从下腔静脉引流至肺动脉。必要时在管道和左心房之间开窗减压。

Norwood Ⅰ期手术（图 11.6）

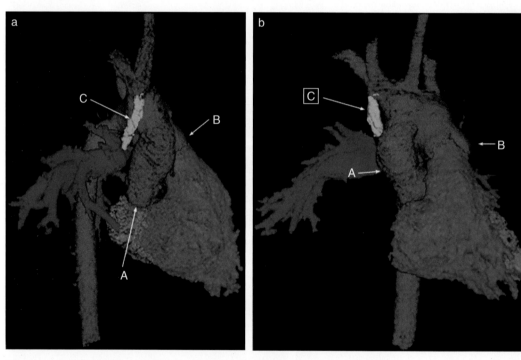

图 11.6 彩色编码的 3D 图像（a、b）显示了将主肺动脉（B）与升主动脉（A）吻合后形成的新主动脉（红色）。头臂干与右肺动脉通过管道（C）连接建立改良 BT 分流（C）

Norwood Ⅱ期手术（图 11.7）

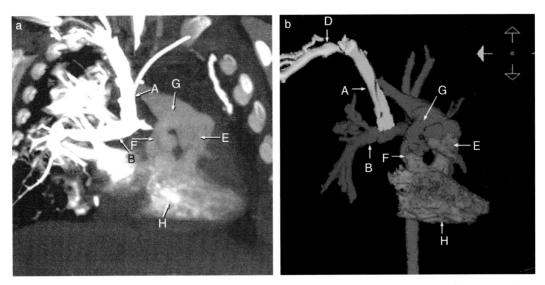

图 11.7 心脏 CTA 扫描的冠状位 MIP（a）和彩色编码 3D 图像（b）。显示连接上腔静脉（A）与右肺动脉（B）的 Glenn 分流，可见主肺动脉与升主动脉合并后形成的新主动脉（G）。此外，右心室流出道（E）和左心室流出道（F）均从右心室（H）流出，这是唯一的功能性心室

Norwood Ⅲ期手术（图 11.8）

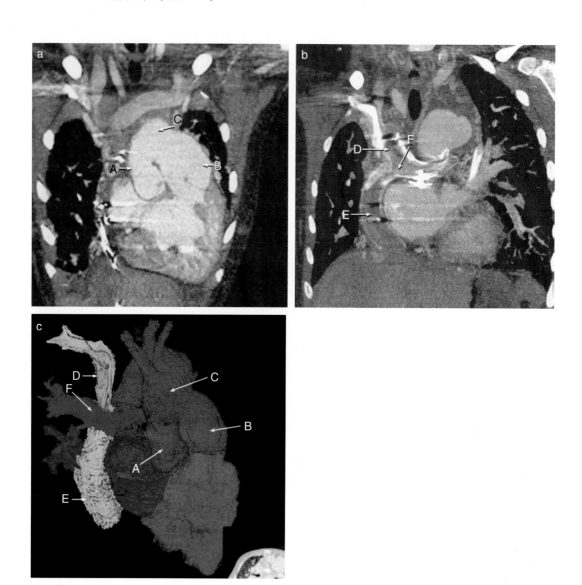

图 11.8 冠状位 CT（a、b）和彩色编码 3D 图像（c）。显示了 Norwood Ⅲ期手术的结果，心房外管道 Fontan（E）将血液从心房旁（紫红色）引流入肺动脉（F）。同时可见 Glenn 分流将血液从上腔静脉（D）引流入肺动脉（F）。需注意主肺动脉（B）与升主动脉（A）合并后形成的新主动脉（C）

大动脉调转或 Jatene 手术

大动脉调转或 Jatene 手术用于矫治大动脉转位。将主动脉与肺动脉调转后，就形成了典型的肺动脉挂在升主动脉上的"坐跨"现象。获取冠状动脉并移植到新的主动脉根部。这种手术通常在出生后的最初几周进行。见图 11.9。

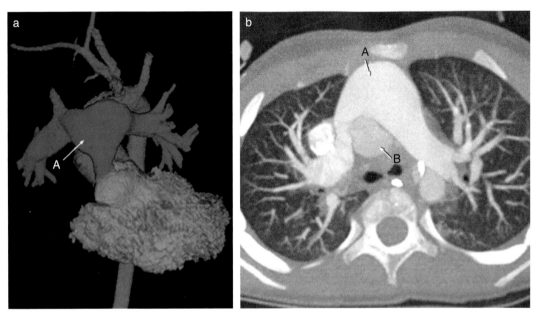

图 11.9　心脏 CTA 扫描的彩色编码 3D 图像（a）和轴位 MIP（b）。显示了大动脉调转术后肺动脉（B）位于主动脉（A）前方，同时可观察到左、右肺动脉是如何坐跨在升主动脉上的

Mustard 手术

Mustard 手术曾被用于大动脉转位的治疗，目前一般不将其作为治疗选择，除非需要进行大动脉和心房双调转的左转位型大动脉转位。在 Mustard 手术中，肺静脉被隔入右心房，上、下腔静脉被隔入左心房。从而使富氧血流经右心室，进而泵入体循环；乏氧血则流经左心室，进而泵入肺循环。见图 11.10。

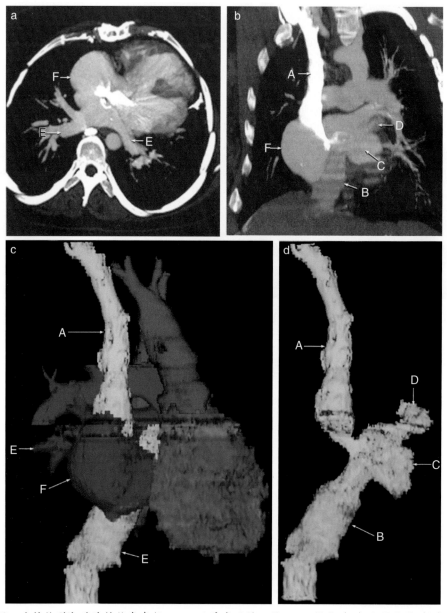

图 11.10 右转位型大动脉转位患者行 Mustard 手术后的心脏 CTA 轴位（a）和冠状位（b）MIP 图像，以及彩色编码 3D 图像（c、d）。显示上腔静脉（A）和下腔静脉（B）引流入左心房（C），乏氧血经左心室泵入肺动脉（蓝色）。富氧血通过肺静脉（E）回流入右心房（F），右心室（蓝紫色）将血泵至主动脉（红色）。注意左心耳（D）的典型表现

推荐阅读

[1] Bodhey NK, et al. Functional analysis of the components of the right ventricle in the setting of tetralogy of Fallot. Circ Cardiovasc Imaging, 2008,1(2):141–147.

[2] Kim YM, et al. Three-dimensional computed tomography in children with compression of the central airways complicating congenital heart disease. Cardiol Young, 2002,12(1):44–50.

[3] Krishnamurthy R. Neonatal cardiac imaging. Pediatr Radiol, 2010,40(4):518–527.

[4] Lapierre C, et al. Segmental approach to imaging of congenital heart disease. Radiographics, 2010, 30(2):397– 411.

[5] Long YG, et al. Role of multi-slice and three-dimensional computed tomography in delineating extracardiac vascular abnormalities in neonates. Pediatr Neonatol, 2010,51(4):227–234.

[6] Lovato L, et al. Role and effectiveness of cardio-vascular magnetic resonance in the diagnosis, preoperative evaluation and follow-up of patients with congenital heart diseases. Radiol Med, 2007,112(5):660–680.

[7] Watanabe N, et al. Tracheal compression due to an elongated aortic arch in patients with congenital heart disease:evaluation using multidetector-row CT. Pediatr Radiol, 2009,39(10):1048–1053.